周围血管常见疾病中西医防治

主　审　高　杰
主　编　贾　振　高利权　夏联恒

中国协和医科大学出版社
北　京

图书在版编目（CIP）数据

周围血管常见疾病中西医防治 / 贾振，高利权，夏联恒主编.—北京：中国协和医科大学出版社，2022.7

ISBN 978－7－5679－2000－2

Ⅰ.①周… Ⅱ.①贾… ②高… ③夏… Ⅲ.①血管疾病－中西医结合－诊疗 Ⅳ.①R543

中国版本图书馆CIP数据核字（2022）第119916号

周围血管常见疾病中西医防治

主　　编：贾　振　高利权　夏联恒
责任编辑：李书鹏
封面设计：许晓晨
责任校对：张　麓
责任印制：张　岱

出版发行：**中国协和医科大学出版社**
　　　　　（北京市东城区东单三条9号　邮编100730　电话010-65260431）
网　　址：www.pumcp.com
经　　销：新华书店总店北京发行所
印　　刷：北京建宏印刷有限公司
开　　本：710mm×1000mm　　1/16
印　　张：11.5
字　　数：170千字
版　　次：2022年7月第1版
印　　次：2022年7月第1次印刷
定　　价：88.00元
ISBN 978－7－5679－2000－2

编 委 会

主编简介

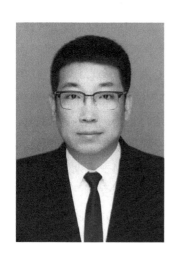

第一主编：贾振

副主任医师，医学硕士，从事中西医结合外科临床、教学、科研20余年。中国中西医结合学会周围血管疾病专业委员会糖尿病足学组委员；中国中西医结合学会周围血管专业委员会静脉血栓栓塞性疾病学组委员；中国中西医结合学会周围血管专业委员会淋巴学组委员；中华预防医学会组织感染与损伤预防与控制专业委员会中青年专委员会员；国际血管联盟（IUA）中国分部专家委员会委员；黑龙江省中西医结合学会第五届周围血管病分会委员；黑龙江省中西医结合第四届内分泌代谢分会委员；黑龙江省中医药学会第二届风湿病专业委员会委员；黑龙江省预防医学会糖尿病预防与控制分会糖尿病足创面治疗学组组员。

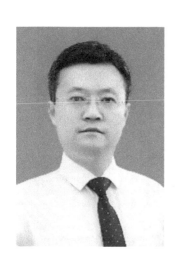

第二主编：高利权

毕业于黑龙江中医药大学，医学硕士，主治医师，全国第六批名老中医药专家学术继承人。主持厅局级课题2项，参与省自然科研基金课题2项，获得省级科学技术奖2项，市科技奖1项，校级教学成果奖1项，发表核心论文10余篇，著作7部。黑龙江省中医药学会推拿手法专业委员会副主任委员；黑龙江省中医药学会小儿推拿专业委员会常务委员；中国中西医结合学会周围血管病专业委员会淋巴专家委员会委员。

第三主编：夏联恒

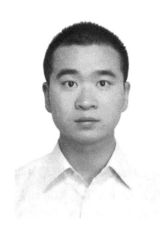

夏联恒，男，毕业于黑龙江中医药大学，在读博士研究生，主治医师。主持和参与科研项目5项，其中省部级2项；获各类科研奖励3项，其中省部级奖项1项，出版论著2部，发表核心论文10余篇，其中SCI收录3篇，CSCD期刊3篇。中国中西医结合学会周围血管疾病分会适宜技术专家委员会青年委员；黑龙江省民族医药学会围手术期管理分会副会长；黑龙江省中西医结合学会周围血管疾病分会秘书长兼常委委员；黑龙江省中医药学会名老中医学术思想委员会常务委员；黑龙江省中医药学会围手术期管理专业委员会常务委员；黑龙江省中医药学会乳腺病专业委员会委员；黑龙江省中西医结合学会甲状腺病分会委员；黑龙江省老年医学研究会院感专业委员会委员。

序　言

近年来，随着我国步入老龄化社会的速度加快，周围血管疾病的病例数量也明显增加，甚至已经成为危及我国人民健康和增加经济负担的常见慢性病之一。糖尿病足、下肢静脉曲张、深静脉血栓形成、丹毒、淋巴水肿和静脉曲张等各种疾病，看似是不同的脏器或组织上出现了问题，但实际上这些疾病都是由周围血管问题引发的。日常生活中经常出现的肢体发凉、麻木、疼痛、肿胀，足趾破溃，脉搏减弱或消失，"蚯蚓腿"等，都是血管在无声地"呐喊"，警告我们自己的周围血管出现了问题。

在此背景下，黑龙江中医药大学附属第一医院周围血管病科在高杰教授带领下，组织从事周围血管疾病中西医治疗临床一线工作的中青年学者，在极其繁重的医疗、教学和科研工作的同时，积极参与了本书的编撰，付出了许多努力。编者在本书编写的过程中力求科学实效、图文并茂、通俗易懂，结合每位编者的临床经验，从常见周围血管问题写起，讲述了常见周围血管疾病的中西医结合防治知识。

对于这些周围血管疾病常见问题的疑问，读者都可以从本书里找到答案，更好地了解如何才能养护好自己的周围血管，让"生命之河"川流不息。

李令根

2022年7月

前　言

　　由于公众对周围血管病的危险因素认识不足、对体检重视不够，以及不健康的生活方式导致周围血管疾病正在向年轻化、普遍化蔓延。众多患者不了解周围血管疾病相关知识，出现误诊或错失最佳治疗时机，导致病情加重，甚者截肢致残和丧失生命。对周围血管疾病来说，早期预防、诊断和治疗极为重要，而预防的关键是健康教育。因此，掌握周围血管疾病的相关知识非常重要。

　　"治未病"是中医学在预防医学领域中的重要思想体系。《素问·四气调神大论》曰："圣人不治已病，治未病，不治已乱，治未乱，此之谓也。夫病已成而后药之，乱已成而后治之，譬犹渴而穿井，斗而铸锥，不亦晚乎！"本书旨在使更多的人了解周围血管疾病知识，做到"早预防、早诊断、早治疗"，把导致疾病的多种危险因素从源头上加以综合控制，将周围血管疾病防治重点从"下游"转到"上游"，这是非常重要的医学理念的转变。

　　本书为周围血管常见疾病中西医防治著作，对周围血管疾病的早期筛查与健康指导知识进行阐述。全书共六章，重点介绍了六种常见周围血管疾病的病因、临床表现、诊断、治疗、预防等内容，第二章和第三章由贾振编写，第四章和第五章由高利权编写，第一章和第六章由夏联恒编写，突出了中医药在周围血管疾病防治中的独特疗效及卓越优势。

　　全书以问题为中心，针对血管疾病常见问题和健康知识进行一问一答的解读，便于读者检索和学习，同时也增强了互动性，避免了传统医学书籍的冗长枯燥。本书不但可供基层医务和血管外科工作者学习参考，也可供周围血管疾病患者和家属阅读。

高　杰

2022年7月

目　　录

第一章
糖尿病足

一、初识糖尿病足

1. 什么是糖尿病足？

糖尿病足根据足是否破溃分为两种：一种是糖尿病高危足，是指还没有破溃但存在很高的风险会破溃；另一种则是已经破溃，称作糖尿病足溃疡，属于糖尿病比较常见的一种慢性并发症。

糖尿病高危足危险因素包括以下几个方面。

（1）有糖尿病神经病变的患者。

（2）糖尿病患者已经有周围血管的病变（踝肱比小于0.9或大于1.3）。

（3）糖尿病患者足部的压力不均衡。

（4）之前有过足溃疡的病史或者是有过截肢、截趾手术史。

糖尿病足溃疡是指糖尿病足患者踝关节以远的皮肤及其深层组织破坏，通常是由足部血管、神经病变引起的，值得注意的是，糖尿病足溃疡的患者并不一定会有感染。溃疡常有外伤、压力性损伤等外界的原因存在，但有时候也可以没有明显的诱因，是自发形成的溃疡。严重缺血的患者还可能表现为不经过破溃而直接出现紫黯及干性坏疽（图1-1，图1-2）。若伤口出现明确的感染征象，则可进一步诊断为"糖尿病足感染"。

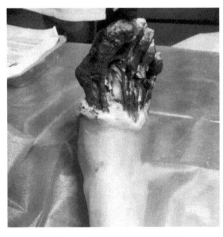

图1-1 糖尿病足干性坏疽

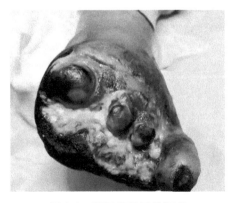

图1-2 糖尿病足干性坏疽

2. 糖尿病足主要有哪些临床表现？

（1）神经病变：糖尿病足的神经病变经常是两侧的肢体同时发生，由远端向近端缓慢进展。主要表现为皮肤干燥，肢体末端麻木、针扎样疼痛感、蚁行感和灼烧感，通常呈"袜套样"分布，更加严重的可能会出现感觉迟钝或者丧失；由于长时间的肢端营养不良，会出现肌萎缩，失去原有功能，而导致牵引张力失衡，骨头下陷造成足部外形的畸形（如"弓状""鸡爪状"）。

（2）血管病变：糖尿病足患者出现的血管病变主要表现为足部发凉、怕冷或怕热、疼痛，遇冷或夜间加重，有的患者会出现间歇性跛行、静息痛，体格检查会发现皮肤弹性差，皮温低，皮肤苍白或发绀，汗毛稀疏，趾甲变形和增厚，肌萎缩等。触摸足背动脉及胫后动脉会感觉到搏动减弱甚至消失，血管狭窄处可听到血管杂音。

（3）神经性溃疡：因为糖尿病足溃疡可由神经病变和血管病变导致，所以一般由神经病变引起的溃疡称为神经性溃疡，这类患者的足部温度相对比较正常，动脉搏动也是存在的；由血管病变引起的溃疡称为血管性溃疡，这类溃疡在临床上比较少见；如果既有神经病变，又存在血管病变，则称为混合型溃疡。

3. 糖尿病足的发病率高吗？

根据《中国糖尿病足防治指南（2019年版）》中的描述，年龄50岁以上的中国糖尿病患者糖尿病足的发病率高达8.1%。糖尿病足溃疡患者年病死率高达11%，而截肢患者病死率更高达22%；因此，正确认识糖尿病足并提高保护意识尤为重要。

4. 哪些人容易患糖尿病足？

首先，糖尿病是成为糖尿病足易患人群的一个大的前提，同时患糖尿病的时间在10年以上且对丁血糖控制不是特别好的患者也容易患病；其

3

次，糖尿病患者并发症比较多的人群（如由糖尿病引起的视力下降、糖尿病引起的肾脏疾病或者既有糖尿病又有高血压等）。除此以外，还包括嗜烟、体重较重以及存在足部畸形的糖尿病患者人群。

5. 患糖尿病足对人有什么影响？

高糖状态是细菌良好的培养基，一旦足部溃疡并发感染，比较容易向周围正常的皮肤组织扩散，并且不易控制，如引起骨髓炎，最终可能会导致截肢。另外，严重的糖尿病足伴有大范围的溃疡和坏疽，患者长期地吸收毒素，会影响脏器功能，甚至引起脏器衰竭。

6. 糖尿病足能预防吗？

糖尿病足可通过采取以下几种措施进行预防。

（1）控制血糖：严格按医嘱使用降糖药物，严格控制血糖，并定期监测血糖水平。

（2）保护双足：糖尿病患者要注意保护双足，包括穿大小合适的鞋子；修剪趾甲时要小心仔细，避免皮肤的破损；保持足部的干净，一定要使用温水洗脚，且使用柔软的毛巾擦拭（尤其是趾间）；尽量少去人员聚集的地方，以防被踏伤；忌烟、酒。

（3）及时就诊：如果发现有肢体麻木、疼痛、发凉和怕冷等症状，应及时到医院就诊。

二、糖尿病足的病因

1. 糖尿病足的高危因素有哪些？

（1）足部疾病：糖尿病足的发病诱因复杂，如有胼胝、鸡眼、烫伤、冻伤、足癣、甲沟炎、外伤、穿着不合适的鞋袜和不正确趾甲修剪等。由于糖、脂肪代谢紊乱，大血管和微血管狭窄闭塞，造成肢体远端组织灌注不良，患者处于缺血缺氧状态，一旦出现这些诱发因素或对足部疾病处理不当，就会诱发糖尿病足。

（2）年龄：神经病变引起的溃疡一般见于较年轻的糖尿病患者。该类患者平日活动较多，常穿着较硬的容易和足部发生摩擦的鞋履（如皮鞋）。溃疡多发生在足底、足跟、踇趾部位。缺血引起的溃疡则多见于老年人，患者有间歇性跛行病史，溃疡多发生在趾端、足背或足外侧，外观不规则，常有疼痛、足部皮温下降（脚冷）、足背动脉搏动减弱或消失。

（3）糖尿病病程：据有关调查统计，糖尿病足的发生与糖尿病患病时间密切相关，患病时间达到5年、5～10年以及10年以上的患者，其下肢并发血管病变的概率为22.6%、23%以及66.7%。病程达到10年左右的患者其下肢神经病变可高达90%。随时间延长，患者会越来越具备糖尿病足发生的条件，故而病程长短与该病发生有关。

（4）吸烟：烟草中含有尼古丁、烟碱等有害成分，这些物质能够刺激微小血管出现痉挛，造成内膜增生，出现慢性炎症反应，增生导致的狭窄加上血栓的形成，会闭塞血管，造成下肢血液供应障碍，病情进一步加重就会罹患糖尿病足，肢端出现坏死、感染等。

（5）肥胖：肥胖也是罹患糖尿病的重要因素之一。《中国2型糖尿病防治指南（2017年版）》指出，肥胖人群糖尿病患病率高出正常人群2倍。肥胖引起的脂肪代谢紊乱，特别是三酰甘油和血清游离脂肪酸的增高是导致胰岛素抵抗的主要因素，而胰岛素抵抗则是非胰岛素依赖型糖尿病发病的重要原因。研究表明，当脂肪代谢出现紊乱时，会造成大、中血管的内膜钙化等一系列病变。所以肥胖者糖尿病患病率提高后，也会相应地更加容易罹患糖尿病足。

2. 糖尿病足是怎样发生的？

糖尿病足是糖尿病患者所特有的一种慢性并发症。由于长期受到高血糖的影响，糖尿病患者大血管、微血管、神经都会出现不同程度的损伤，会出现下肢动脉硬化、动脉管壁增厚，弹性下降并形成斑块，致使下肢血管出现闭塞、肢端神经损伤，从而造成下肢组织缺血缺氧性病变。而足部离心脏最远，闭塞现象通常也是最严重的，从而引发缺血、发黑、腐烂、坏死，形成糖尿病足。

3. 糖尿病导致大血管病变的原因是什么？

糖尿病大血管病变主要是指动脉粥样硬化。长期的高血糖、血管内皮功能紊乱、血小板功能异常等都可以导致动脉粥样硬化。例如，过高的血糖以及脂肪代谢的紊乱等会使血液呈现高凝状态，微循环血流不畅，从而引起动脉粥样硬化的发生。动脉粥样硬化形成后，原来通畅的血管管径也会变窄，导致远端（足）组织缺血，促使糖尿病足的发生。

4. 糖尿病微血管病变的原因是什么？

糖尿病微血管病变是指其微动脉、毛细血管和微静脉的病变，是许多脏器病变的病理基础，也常是糖尿病坏疽的直接起因。糖尿病患者长期在过高的血糖的影响下，会导致其血管基底膜出现增厚并伴有透明样的物质沉积的现象，从而形成微血管血栓，引起局部组织缺血、缺氧和代谢产物聚集，并且在末梢神经功能障碍和感染等因素的共同作用下，导致糖尿病坏疽的发生。

5. 糖尿病神经病变的原因是什么？

神经是依靠与其并行血管的滋养，这些血管也属于微血管。糖尿病微血管病变使得滋养神经的微血管狭窄、闭塞致使神经出现营养不良，加上升高血糖出现的直接毒性作用以及氧化应激反应等各种机制对神经造成的损伤，导致了糖尿病神经病变。糖尿病神经病变是糖尿病最常见的慢性并发症之一，其发生率高达60%～90%，尤其是病程在10年以上者，几乎都出现了感觉、运动和自主神经的损害。肢体远端处血供差，其神经损伤相比较重，一旦出现，感觉和运动均会发生障碍，对外来损伤感知和防御功能就会下降，很容易导致足外伤，这也是糖尿病足发生的重要因素。

6. 为什么糖尿病足的发病率会不断增高？

糖尿病足的发病率不断增高，主要有以下原因。

（1）饮食习惯的改变：随着生活中饮食结构的改变，人们的饮食习惯由原来的低脂、低蛋白、低热量饮食骤然转变为高脂、高蛋白、高热量饮食，使胰岛的负担骤然增加，功能受损；此外，安逸的生活也会导致体力劳动减少，肥胖患者增多，引起胰岛素抵抗，造成糖尿病的发生率过快增长。

（2）平均寿命的增加：糖尿病与年龄关系密切，会随着年龄的增长呈现明显上升趋势，随着生活条件改善，人均寿命不断提高，步入老年的人口比重增加，导致糖尿病足的发病率也相应增高。

（3）医疗水平的进步：受制于过去的医疗条件，糖尿病足的诊断率不高，随着诊断治疗、预防宣教的进步，使糖尿病足的检出率大幅上升。

7. 中医对糖尿病足有何认识？

糖尿病足在古代归为"脉痹""脱疽"范畴。早在我国古代医书中已有类似糖尿病足的记载，《黄帝内经》中记载，"膏粱厚味，足生大疔"。隋朝巢元方《诸病源候论》记载"消渴病有八候"，其中就包括"痈疽"。龚庆宣在《刘涓子鬼遗方》中写道"发于足趾，名曰脱疽"，这也是"脱疽"病名首次出现。宋朝朱瑞章在《卫生宝鉴》中记载，"消渴者足膝发恶疮，至死不救"。中医学认为，本病的病机主要是消渴日久，气阴两虚，经脉瘀阻，肢端失养，加上湿热下注，而成脉痹、脱疽。

8. 中医典籍中对糖尿病与糖尿病足的关系有何认识？

《金匮要略·血痹虚劳病》篇记载："问曰：血痹之病，从何得之？师曰：夫尊荣人，骨弱肌肤盛，重困疲劳汗出，卧不时动摇，加被微风，遂得之。"这说明古人已经注意到消渴病与血痹病之间的密切相关。宋代《卫生宝鉴》记载："消渴者足膝发恶疮，至死不救。"明代陈实功《外科正宗》

记载："未疮先渴，喜冷无度，昏睡舌干，小便频数……已成为疮形枯瘪，肉黑皮焦，痛如刀剜，毒传好指者逆。"可见，古书已阐明了"脱疽"的病因病机是阴虚燥热，阴损及阳，阴阳两虚，湿热瘀阻，也论述了本病的临床发病特点。

三、糖尿病周围血管病变

1. 糖尿病为什么会累及血管？

糖尿病患者因长期、慢性的高血糖，会在体内发生一些病态的改变，进而直接或者间接地导致血管内皮受到损伤，血管原本的功能就会受到影响，导致一般的大血管发生粥样改变、微血栓形成和微血管闭塞。

2. 糖尿病血管病变都包括哪些？

糖尿病血管病变包括大血管病变和微血管病变。
（1）大血管病变主要包括心脏和脑部血管、外周肢体大血管等。
（2）微血管病变主要包括肾血管、眼底血管和手足末端的微血管病变。

3. 微血管有哪些特点？

微血管在机体分布极其广泛，具有数量多、管壁薄、管径细、血液流动速度比较慢、通透性强的特点。简单来说，这些特点决定了微血管容易发生损伤或堵塞。

4. 为什么说微循环障碍是糖尿病足坏疽的病理基础？

微血管病变是微循环出现障碍的很重要的一部分原因。糖尿病患者常处于持续性高血糖状态，感染时细菌毒素以及各种因子的激活会使微血管内皮细胞损伤更为明显，导致内膜毛糙，增加血流阻力，使血流减慢，引起微血管腔阻塞，肢端缺血、缺氧，足部容易发生感染而进一步形成坏疽。

5. 为什么说健全的微循环功能是糖尿病足创伤修复的重要基础？

由于微血管数量多、分布广，如果微循环功能恢复，局部血流量增加，肉芽组织生长的速度增快，那么创伤愈合也会加快。因此，微血管的增殖及微循环功能的恢复，是促进糖尿病足创伤修复愈合的重要基础。

6. 季节对糖尿病血管病变的发病有什么影响？

秋冬季节是糖尿病周围血管疾病发病的高发时期。

（1）外界低温的刺激，肢体末端的小动脉收缩更加明显，加重缺血症状。

（2）糖尿病患者血液黏稠度比较高，天气中的低温刺激导致的微循环障碍，会加大受损的血管中血栓脱落的风险。

7. 糖尿病周围血管病变患者如何早期发现下肢缺血？

糖尿病患者早期发现下肢缺血具有非常重要的意义，早发现、早治疗能够阻止病情继续发展，免除很多痛苦。因此，如果糖尿病患者出现以下症状，就要考虑下肢缺血的发生。

（1）双下肢发凉，即使在夏天也需要盖被子，冬天就更加明显了。

（2）出现间歇性跛行，就是说走一段路后，会感觉小腿酸痛，不得不停下来休息，休息后症状会缓解。

（3）出现静息痛，夜间尤甚。

（4）足趾末端出现溃破，起水疱或血疱。

8. 糖尿病周围血管病变患足一定怕冷吗？

不一定会出现怕冷或怕凉的症状。

糖尿病周围血管病变患者足部出现怕冷症状，是足部血液循环变差、供血不足导致的，该症状提示有缺血的情况，但如果合并严重的神经病变，患者会发生感觉丧失，就不会出现怕冷的症状。不过，用手触摸患足皮肤，大多存在足部皮肤温度偏低的体征。

9. 糖尿病周围血管病变患足麻木是血管闭塞吗？

糖尿病周围血管病变患足麻木与血管闭塞没有直接联系，患足麻木大多是糖尿病引起神经损伤从而发生了麻木等症状。

10. 糖尿病周围血管病变会导致截肢吗？

糖尿病血管病变是否会引起截肢，既要看是否有经过积极正确的治疗以及患者自身是否积极配合医护人员的治疗，也要看患者病情进展到了哪一步。如果溃疡深达肌肉、骨骼，则截肢的风险性较大；如果溃疡仅在皮肤和浅层组织，积极正确治疗后是能够避免截肢的。如果不得不采取截肢，也要积极控制感染和下肢的坏死，努力降低截肢平面。

四、糖尿病周围神经病变

1. 什么是糖尿病周围神经病变？

糖尿病周围神经病变是指当排除其他原因后，糖尿病患者表现出和周围神经功能障碍有关的症状，通常呈肢体远端对称性病变，包括麻木、灼热、蚁行等感觉，发作时从远及近至膝关节，患者的典型感觉还包括类似"穿袜套""戴手套"样的感觉。

2. 糖尿病周围神经病变的病因是什么？

主要病因是高血糖，具体的发病机制仍有待研究，目前认为导致病变的因素很多，机体代谢紊乱、血管受损、氧化应激等都可能是相关原因，而吸烟、高血脂、高血压等也可能是糖尿病神经病变的相关因素。

3. 什么是对称性周围神经病变？

通常位于肢体的远端，表现为"戴手套""穿袜套"样的感觉。疾病起初表现为感觉异常，如蚁走感、针刺感、烧灼感等，甚至有触痛、感觉过敏等刺激性表现。但随着病程进展，肢体远端对称性的深浅感觉障碍会逐渐显露，严重者会发生感觉缺失。

4. 什么是非对称性周围神经病变？

主要表现为单侧下肢运动神经病变，下肢运动神经损害会导致下肢运动功能损害，出现肌肉萎缩和肌力下降。

5. 糖尿病周围神经病变常见吗？

根据流行病学调查显示：中国2型糖尿病（T2DM）患者糖尿病周围神经病（DPN）患病率为8.4%～61.8%。1型糖尿病（T1DM）中病程达20年以上者，糖尿病周围神经病变患病率达20%。新确诊的T2DM患者中有10%～15%患有糖尿病周围神经病，10年以上病程患者的患病率可达50%。

6. 糖尿病周围血管病变患者为什么常伴有周围神经病变？

糖尿病周围血管病变患者因为动脉粥样硬化、闭塞，导致组织和神经由于缺血缺氧而产生病变。但调查研究显示，并非周围血管病变都会因滋养组织神经不足而发生神经病变。现代研究显示,高血糖及由此引起的代谢紊乱、氧化应激损伤、微血管病变、神经炎症损伤等因素与周围神经病变的发生密切相关。

7. 糖尿病患者为什么容易形成足部畸形?

糖尿病患者运动神经损害后,足部将呈现异常姿势及弹性消失,营养障碍导致肌肉萎缩,屈肌和伸肌之间牵引张力不平衡,使骨头下陷形成弓形足、槌状趾、鸡爪趾等足部畸形,还会表现为肢体无力、动作不灵活、步态不稳等。

8. 糖尿病足患者为什么腿部出汗减少甚至无汗?

糖尿病患者自主神经和感觉神经受损,而自主神经和感觉神经具有根据环境温度,调节皮肤组织血流状态改变皮肤温度的作用,而出汗和减少出汗就是自主神经在调节皮肤血流状态的具体表现。感觉神经受损后,患者神经将无法感知环境温度改变,进而导致自主神经无法做出排汗等调节体温的指令。所以,糖尿病足患者常腿部出汗减少甚至无汗。

9. 糖尿病患者为什么足部有烧灼样或针刺样感觉?

出现烧灼样或针刺样感觉是因为糖尿病患者感觉神经损害所致。病变神经的范围大小与症状有关,当细小神经纤维损害时,主要症状为疼痛和感觉异常。疼痛会呈现出钝、灼、刺痛等多种类型,容易半夜加剧。麻木、蚁走感、虫爬感、发热和烧灼等均属于感觉异常。温、痛觉的减退甚至消失,会使肢体远端受到损伤时,患者不能及时察觉到溃疡的发生。

10. 糖尿病足的周围神经病变发病有性别差异吗?

目前公认糖尿病周围神经病变发病与性别关系不大。不过,糖尿病足的周围神经病变发病与糖尿病进展快慢、血糖控制水平和年龄具有相关性。年龄越大、糖尿病病程越到后期、血糖水平控制越差，越容易导致周围神经病变的发生。

11. 糖尿病足的足部运动神经病变有哪些表现？

糖尿病患者运动神经损害后，足部会失去正常姿势和弹性，由于此类患者下肢血供较差，造成肌肉萎缩，足部屈肌和伸肌的牵引张力不平衡，使骨头下陷、关节弯曲，形成弓形足、鸡爪趾、槌状趾等足部畸形。此外，患者还会表现出肢体无力、动作不灵活、步态不稳等。

12. 糖尿病足的足部自主神经病变有哪些表现？

糖尿病足部自主神经损害后，足部皮肤会出现少汗甚至无汗，足部皮肤干燥皲裂，形成破溃。另外，自主神经还控制着皮肤的微循环，自主神经受损后，下肢下垂部位的皮肤和组织会持续受到血流灌注，从而引起下肢皮肤肿胀和破溃。

13. 糖尿病足的足部感觉神经病变有哪些表现？

常见的足部感觉神经病变包括足部麻木、疼痛以及足部感觉障碍。患者足部感觉迟钝、缺少保护性应激反应，受到外伤后不能及时发现并处理，进而导致破溃感染的发生和发展，在控制不好的情况下，会造成大面积坏疽，甚至导致截肢。

14. 为什么有的糖尿病足患者剧痛，而有的不痛呢？

糖尿病患者多合并感觉神经病变，感觉神经病变表现为感觉异常和感觉障碍两种。

（1）感觉异常：由于患者多伴有动脉硬化、狭窄，组织缺血缺氧，会有麻木、疼痛等感觉。由于对感觉过于敏感，常感觉剧痛。

（2）感觉障碍：由于患者感知不到皮肤的刺激，即使发生外伤也发现不了，甚至有的足部溃疡已经十分严重，但主观上并没有感到疼痛。

15. 为什么糖尿病足患者自觉足部灼热，但摸上去冰凉？

糖尿病患者多合并感觉神经病变，由于身体糖类、脂肪、蛋白质等代谢紊乱，体内的一些代谢产物不能及时代谢出体外，聚集到患者足部就会产生足部灼热的感觉。可实际上，患者由于动脉硬化、闭塞、血管受损，足部的血液供应会变差，摸上去就会感觉低于正常皮肤温度而呈现冰凉感。

16. 什么是糖尿病夏科关节？

患者因糖尿病神经病导致深、浅感觉消失，对疼痛以及本体感受器的感觉减弱甚至完全消失，一旦防护不到位，就会使关节负荷过度，造成关节肿大，严重时还会造成病理性骨折和病理性脱位，后期骨质吸收形成骨赘，加上肌肉韧带的退化会导致足部严重畸形，被称为夏科关节。

17. 糖尿病周围神经病变有何危害？

患者会出现感觉异常，如麻木感、寒冷感、袜套感等，甚至半夜疼痛难忍而睡不好觉，严重影响患者的生活质量。另外，患者如出现糖尿病自主神经功能障碍，根据累及的器官系统不同，可出现诸多临床表现（如胃轻瘫、便秘、腹泻、便失禁、静息性心动过速、体位性低血压、泌汗异常等）。患者常因为感觉障碍，外伤肢体发生破溃后而不自知。往往等到发现的时候，破溃处已经感染严重，导致坏疽，控制不住病情发展，最终不得不选择截肢。

18. 血糖控制不好对糖尿病周围神经病变有什么影响？

血糖控制得不好，血糖水平紊乱，会继续进一步损害周围血管，加速动脉硬化的进程，造成中、小血管微血液循环障碍，周围神经缺少血液的滋养，导致神经营养障碍，加速糖尿病周围神经病变的进程。

19. 中西医对于糖尿病周围神经病变的治疗现状是什么？

目前，西医对糖尿病远端对称性多发性神经病变（DSPN）的治疗有些束手无策，多采取控制血糖、营养神经、对症治疗等手段，而中医药在临床上针对改善周围神经疾病的症状等方面的效果越来越突出。

在中医内治法上，《糖尿病周围神经病变中医防治指南》提出糖尿病周围神经病变（DPN）的中医辨证分型分为4型：痰瘀阻络型、气虚血瘀型、阴虚血瘀型、肝肾亏虚型，临床上也大致根据4型进行辨证用药治疗。

在中医外治法上，应用针灸辅助治疗DPN，也取得一定效果。此外，中药熏洗、穴位注射、穴位敷贴、推拿按摩和耳针等中医辅助疗法的开展，也使糖尿病周围神经病变的治疗更加有效。在治疗方面，中医有效、经济、安全的独特优势也越来越显现。

20. 糖尿病足周围神经病变会导致截肢吗？

糖尿病足周围神经病变多合并血管病变、足部破溃，造成感染。当感染严重时，组织缺血肉芽生长缓慢而无法愈合致组织坏死脱疽，足部循环障碍无法得到缓解而发生大面积严重坏疽的情况下，会导致截肢。

21. 常吃活血的中药对糖尿病周围神经病变有效吗？

吃不吃活血中药需要根据患者具体病证以及身体状况而定，倘若患者除了自身气血不足，还兼有瘀血阻滞、脉络瘀阻，治疗上应当以补气养阴和活血化瘀为主，根据患者凝血情况而挑选活血药及确定用量。但一切治疗需经由专业医师指导，对于某些不适合的患者，自行口服活血药可能会引起出血等不良后果。

22. 中药外洗可以治疗糖尿病周围神经病变吗？

中药外洗可以辅助治疗糖尿病周围神经病变，但要根据病情进程而确定是否采用这种治疗方法。对没有足部破溃坏疽的患者来说，适宜用活血化瘀、温经散寒等中药进行外洗，能起到促进局部组织血液循环、温经活血止痛的作用，有助于促进足部血管神经的恢复。

23. 多饮酒可以改善糖尿病足周围神经病变吗？

多饮酒不可以改善糖尿病足周围神经病变。很多人认为，酒能够活血化瘀，加快血液流动，故而以为多喝酒就能改善糖尿病足周围神经病变。然而，事实上喝酒的危害远大于益处。饮酒容易诱发低血糖，导致血糖水平紊乱，加重了患者原本的糖、脂等代谢紊乱的问题，不利于糖尿病足周围神经病变的治疗。

24. 多运动可以改善糖尿病足周围神经病变吗？

可以，但要适度。糖尿病周围神经病变与体内的高糖环境密不可分。

（1）有利于控制血糖：适度运动可使患者体重减轻，还能使胰岛素受体激活，加强肌肉对糖的利用率，这些都有降低血糖的作用。

（2）增强免疫力：减少体内感染的发生，阻止该途径可能引起的交感神经兴奋所致升糖作用。

（3）减少并发症：减少并发症发生的概率，运动能降血脂、降血压、改善睡眠，减少心脑血管病的发生。因此，通过坚持适度的运动来改善糖尿病足周围神经病变是可行的。

25. 糖尿病周围神经病变患者可以进行什么运动？

在户外运动方面，患者可以每日清晨进行散步和健步走。运动强度不宜过高，大致可每分钟行走60～80步，以不累为度；再如打太极拳、骑自行车等有氧运动。但要十分注意避免磕碰，运动量以舒适为宜。

在室内运动方面，像深蹲、仰卧起坐等训练可以循序渐进地进行，中国传统的健身术（如八段锦等）也可适度练习。对于足部溃疡导致不能下地运动的患者，运动可以在床上进行（如抬腿运动、踝泵运动、背屈运动及按摩腿部肌肉等简单运动）。

26. 糖尿病周围神经病变患者运动锻炼时有什么注意事项？

（1）避免过度运动：不要让身体感到疲惫，需在身体感到舒服的情况下掌握运动程度和时间。

（2）提倡有氧运动：不建议做剧烈的无氧运动，提倡一周做3次左右的有氧运动，每次持续20～30分钟，可能部分患者认为做家务、洗衣服、做饭都包括在运动范围内，但这些并不是很标准的运动。

（3）避免空腹或饭后运动：患者避免空腹时进行运动或饭后立即进行剧烈的运动，最好随身携带血糖仪监测血糖。

（4）注意保护关节和足部：患者运动时需注意保护关节和足部，注意检查鞋袜是否舒适不压迫足部、鞋内是否有异物等。

27. 糖尿病周围神经病变患者足部麻木可以针灸治疗吗？

如果糖尿病周围神经病变患者合并周围血管病变，那么会造成下肢动脉硬化、闭塞，组织缺血缺氧，皮肤发生损伤较难自愈，往往很小的损伤就会导致感染坏疽，所以合并血管病变的患者如果要进行针灸，应该注意避开下肢缺血部位，选择上肢或等缺血状态改善后再行针灸治疗。

五、糖尿病足与感染

1. 糖尿病患者为什么容易发生肢体感染？

糖尿病患者由于常合并神经损害，肢体感知能力不强，当发生皮肤损伤、足部破溃、脓腔形成时，患者多不能及时发现，不知不觉中溃疡处就已经发生了感染。由于患者胰岛素功能存在障碍，加上高糖状态也会影响血管的渗透压，导致血管修复防御能力下降，一旦发生破溃，高血糖水平的血液也更容易繁殖细菌，加重感染。

2. 糖尿病足患者为什么要注意保护肢体？

糖尿病患者尤其是合并周围神经病变的患者，尤其要注意肢体保护。由于神经损害，糖尿病患者不能在肢体受到外伤刺激时及时发现和处理，破损的皮肤暴露在环境中会非常容易引发感染。一旦糖尿病患者出现破溃，细菌会大量侵袭肢体组织内部，造成感染，而溃疡的愈合又非常缓慢且复杂，所以患者要注意保护肢体。

3. 糖尿病足患者一旦发生肢体破溃该怎么办？

糖尿病足患者一旦肢体发生破溃，应该及时到正规医院的专科进行治疗，切忌大意，自行在家中自行处理。因为糖尿病患者身体情况复杂，造成破溃后感染比较严重，自行在家处理大多会耽误感染的控制，加重组织缺血。要到正规医院专科治疗，配合医师合理地控制血糖，改善自身状况，全面进行抗感染治疗，以及针对破溃处进行严格地清创换药，才能避免发生更严重的情况（如截肢）。

4. 日常生活中哪些因素可以引起糖尿病足感染？

生活中引起糖尿病足感染的情况十分复杂，包括机械性创伤，热敷、烫脚造成的皮肤烫伤破溃，修剪指甲等造成的误伤，以及鞋袜选择不当造成脚部磨损破溃。所以，在生活中糖尿病患者一定要注意对足部的保护，不要烫脚、自行修剪趾甲，选择宽松舒适、不易造成足部压迫的鞋袜等。

5. 什么是糖尿病高危足？

糖尿病高危足是指患者因为长期存在高血糖状态，对下肢血管或者神经造成了一定的损伤，在此基础上导致足部更容易发生溃疡、皮肤破损以及缺血性坏疽。简单来说，糖尿病高危足就是将来更容易发生糖尿病足。

6. 糖代谢紊乱患者易发生感染吗？

糖代谢紊乱患者容易发生感染，糖代谢紊乱会加重动脉粥样硬化的发生和发展，致使下肢动脉狭窄、闭塞的发生率增高，易致足部供血不足，造成足部抵抗力下降，一旦出现损伤，发生细菌感染的概率也将增加。

此外，高血糖还容易造成血管渗透压改变，患者免疫细胞的功能受到抑制，发生感染后也不能及时产生抗体吞噬细菌。另外，发生感染后，糖尿病病情会受其影响，糖代谢紊乱的情况也会出现加重。

7. 周围神经病变会加重肢体感染吗？

周围神经病变是导致糖尿病足坏疽的主要原因之一。

足的运动神经损伤时，足部屈肌和伸肌之间的张力出现失衡，造成足部畸形，行走或者负重时，肌腱、韧带容易撕裂，畸形部位容易损伤，而造成穿通性溃疡，易发生病原菌感染。周围自主神经病变，常表现为少汗或无汗，足部皮肤皲裂，细菌更加容易感染足部。

自主神经损伤后，皮肤血流增加，导致下垂部位的皮肤血流灌注量慢慢地增多，从而导致皮肤出现水肿和萎缩，失去正常的防御功能，易感染病原菌。感觉神经病变使患者局部感觉迟钝或丧失，对外界刺激不敏感，机体受伤后也不能及时发现，往往造成感染蔓延扩大形成坏疽，严重影响诊断与治疗。

8. 糖尿病足感染多由哪些细菌引起？

常见的细菌有大肠埃希菌、铜绿假单胞菌、变形杆菌、葡萄球菌、念珠菌和真菌等，但感染引发的后果最为严重的以厌氧菌感染为主。

9. 糖尿病足感染会引起其他疾病吗？

由于糖尿病坏疽患者代谢紊乱、血管及神经病变，机体抵抗力下降，容易导致发生多种急慢性并发症。

（1）肾损害：肢端坏疽合并感染可以加重肾损害，诱发肾衰竭。

（2）肺部感染：据报道，糖尿病坏疽合并肺部感染者约占1/3，常可并发大叶性肺炎、支气管肺炎、肺炎支原体肺炎和肺结核等。肺部感染可使糖尿病的病情加重，坏疽加重、蔓延而不易愈合。

（3）尿路感染：据临床报道，老年糖尿病患者合并尿路感染者约占23%，女性明显高于男性，主要致病菌为大肠埃希菌，占60%～80%。由于尿路感染会影响坏疽的愈合，所以在治疗糖尿病坏疽时，应尽量选择对泌尿系统不良反应较小的抗生素。

10. 糖尿病足并发感染时需要进行哪些化验检查？

（1）血糖检查：测定空腹及餐后2小时血糖的值及糖化血红蛋白值。

（2）尿液检查：尿常规、尿糖定性及24小时尿糖定量、尿蛋白和酮体检查。

（3）血常规检查。

（4）血液流变学检查。

（5）血生化检查。

（6）细菌培养：需要用探针取溃疡底部的标本做细菌培养，皮肤表面溃疡出现的常是污染的细菌，缺乏特异性。

（7）特殊检查：确定是否出现了深部的感染。

11. 糖尿病足感染的控制单靠抗生素就行吗？

糖尿病足的感染除常规使用针对性的抗生素外，还应注意全身支持治疗和局部的治疗。全身支持治疗是指在控制血糖的基础上，积极改善机体其他器官的功能，提高机体的抵抗力（如改善心脏供血、营养周围神经等治疗）。局部治疗主要包括及时切开引流、清创换药，以免感染加重、扩散。

12. 糖尿病足感染时如何选择抗生素？

糖尿病足患者由于肢体缺血引起营养障碍和神经功能障碍，导致足部对任何损伤的防御功能极低，特别容易发生感染，而感染又会加重缺血的进展，最终发生坏疽。临床上一般通过创面脓液细菌培养和药物敏感试验，选用针对性的抗生素或先使用广谱抗生素进行治疗，待化验结果明确后再及时更换有效的抗生素治疗。

用法以静脉滴注为主，对于有可能威胁肢体的感染，静脉内通常选择那些既能抗革兰阳性菌又能抗革兰阴性菌以及厌氧菌的抗生素，局部也可应用抗生素盐水浸洗和湿敷，均有较好的效果。

需要注意的是，外用抗生素容易引起细菌耐药，需要控制用药时间及种类。

另外，抗生素并不能替代手术疗法，应积极有效地采用清创疗法，去除感染病灶，引流脓液，才能有效地控制感染。

13. 糖尿病足并发感染时可以用中药外洗吗？

当糖尿病足感染得到控制之后，可以选择合适的中药制剂外洗患足，以达到清热解毒、祛腐生肌的目的，使感染局限、脓腐组织与正常组织分解明显，促进创面的愈合。

14. 糖尿病足并发感染时可以用拔毒类膏药吗？

当糖尿病足并发感染时应尽量避免外用拔毒类膏药。由于患足存在缺血和感染，一旦应用拔毒类膏药后，容易造成患者局部皮肤的破溃，使感染扩散、加重，甚至引起肢体坏疽。

15. 糖尿病足感染的预后如何？

糖尿病足感染患者的预后，往往取决于感染的控制与肢体供血的改善，如果足部感染得到了及时控制，肢体供血得到了明显改善，感染区与正常组织出现了明显分界线，这时可以行局部清创术；如果感染继续扩展，肢体缺血继续加重，在明确手术指征后，应尽快行截肢（趾）手术，否则会危及生命。

六、糖尿病足坏疽

1. 糖尿病足坏疽可分为几类？

根据血管堵塞位置的不同，分为微血管病变性坏疽和大血管病变性坏疽。

根据坏疽的性质不同，分为湿性坏疽、干性坏疽和气性坏疽。

2. 什么是微血管病变性坏疽？

糖尿病足微血管病变性坏疽在临床上最多见，肢体中、小动脉病变轻，足背动脉和胫后动脉大多可触及搏动，一般涉及的面积较小。

3. 什么是大血管病变性坏疽？

糖尿病足大血管病变性坏疽由肢体中、小动脉病变引起，类似于动脉硬化性闭塞症，往往会发生较大范围的坏疽和继发感染。

4. 什么是湿性坏疽？

湿性坏疽主要是足部皮肤肌肉的糜烂，开始会形成浅溃疡，逐渐深入肌层，甚至骨质。溃疡面可见大量坏死腐败的组织，大多情况下会形成脓腔，一般有大量液体渗出，可闻到腥臭味，周围组织红肿热痛。坏死组织与正常组织之间界限并不明显。

5. 什么是干性坏疽？

干性坏疽出现时，患病肢体末梢的感觉功能迟钝或者是消失，患者皮肤的颜色也会变得黯黑，随后出现坏死、变干或者自行脱落，创面无渗出物。坏死组织与正常组织皮肤间界限清晰。一般来说，临床上大多数糖尿病足溃疡的创面是湿性坏疽和干性坏疽同时存在的。

6. 什么是气性坏疽？

气性坏疽是湿性坏疽的一种比较特殊的类型，主要见于创面比较深时在某种细菌分解的时候会产生大量气体，可以观察到坏死组织内含气泡呈蜂窝状，按之有捻发音。气性坏疽的发展速度通常是比较快的，毒素吸收也较快，危害比较大，应该及时处理，以防危及生命。

7. 糖尿病足坏疽多发生在什么部位？

以单侧下肢多见，肢体末端尤甚。

8. 糖尿病患者患了甲沟炎可以引起糖尿病足坏疽吗?

可以。甲沟炎多由金黄色葡萄球菌感染所引起，若不及时处理，极易化脓，如果患有糖尿病，脓液可能会顺着趾甲边缘蔓延，引起足部急性感染而出现糖尿病足坏疽。

9. 糖尿病患者患了鸡眼和胼胝可以引起糖尿病足坏疽吗?

可以。鸡眼和胼胝是足部皮肤常见病，鸡眼和胼胝感染也是引起糖尿病足坏疽比较常见的诱发因素。

10. 丹毒会引起糖尿病足坏疽吗?

可以。由于糖尿病患者机体抵抗力差，下肢丹毒感染加重时可以引起肢体局部软组织皮肤糜烂、溃疡，形成糖尿病足坏疽。

11. 糖尿病足坏疽可以引起败血症吗?

可以。它是由于致病的细菌以各种方式进入血液中，并迅速生长、繁殖，产生大量毒素，从而引起严重的全身症状。多发生在患者免疫力差和致病菌数量多、毒力大的情况下。

12. 糖尿病足坏疽X线有哪些表现?

主要有骨质的疏松或者萎缩，甚至是破坏、骨质修复、夏科关节以及肌肉和关节的改变等。

13. 糖尿病足坏疽与闭塞性动脉硬化症性坏疽有什么不同?

二者的鉴别点首先在于患者是否有糖尿病病史;其次,是糖尿病足坏疽常以湿性坏疽为主,而闭塞性动脉硬化以干性坏疽为主。

14. 糖尿病足坏疽与急性动脉栓塞性坏疽有什么不同?

二者的鉴别点首先在于患者是否存在糖尿病病史;其次,糖尿病足坏疽起病慢,表现为以湿性坏疽为主的血糖升高,而急性动脉栓塞性坏疽则发病较突然,肢体发凉伴剧烈疼痛,肌肉痉挛,肢体变为紫黯色,24～48小时可出现干性坏死。

15. 哪些因素会影响糖尿病足坏疽的愈合?

局部因素包括细菌感染、局部血液循环较差、坏疽深部存留异物或引流不畅、局部制动不严格;全身因素主要包括血糖控制不佳、年龄、血管条件、患者自身营养状态以及其他基础疾病等。

16. 什么样的糖尿病足坏疽需要尽快截肢?

糖尿病足坏疽患者感染严重时,可能引起严重的脓毒血症,出现持续性的高热,大量出汗,脉搏细弱,甚至会出现休克,严重者危及生命。这种情况下就要尽快进行截肢手术以去除感染灶,保全生命。

17. 什么样的糖尿病足坏疽不能急于截肢（趾）?

（1）糖尿病足坏疽处于进展期时。
（2）局部血供差时。
（3）当患者伴有严重的内科疾病已经无法耐受手术时。

七、糖尿病足临床表现

1. 糖尿病足有什么临床特点？

糖尿病足在临床上主要表现为下肢血管、神经病变，不一定合并感染。它的临床特点如下。

（1）四肢都可受累，但下肢病变重于上肢。

（2）以双下肢对称性发病为主，大、微血管皆会病变。

（3）疾病进展较为缓慢，随着缺血加重，受到感染，会转为湿性坏疽。

2. 糖尿病足的患者会出现足部疼痛吗？

神经病变和血管病变是糖尿病足患者最常见的病变，甚至伴有感染，故会产生疼痛。在疾病初期，患者往往行走一段距离后出现下肢肌肉的疼痛感，这也属于间歇性跛行表现；后期，患者即使不行走也会自发疼痛，夜间尤甚，称为静息痛。这是因为后期糖尿病足患者下肢缺血加重，疼痛通常包括针刺样疼痛、刀割样疼痛、烧灼样疼痛和过电样疼痛等。

3. 糖尿病足神经性疼痛和缺血性疼痛各有什么特点？

糖尿病足的疼痛多由神经病变或缺血造成。神经性疼痛常伴有股部接触后的不适感，以及烧灼感，疼痛较为轻微有如电流刺激感。如果烧灼样疼痛局限在单侧下肢且发生了肉眼可见的肌肉萎缩，属于局部神经病变。缺血性疼痛通常具有持续性，运动量过大时加重，腓肠肌会出现疼痛，休息后缓解，当下肢下垂后则减轻。

4. 什么是糖尿病无痛足？

临床上，虽然有些糖尿病足患者的足部已经发生溃烂坏疽，但患者自己却未能感觉到患足疼痛或是仅感觉到轻微疼痛，这是末梢感觉神经出现功能障碍或者丧失导致的，足部感觉迟钝（袜套感）。由于丧失了对外来刺激损伤的保护性反应，患者常不易察觉遭受了外伤，进一步增加发生坏疽和感染的危险。

5. 糖尿病足患者会发生足部肿胀吗？

足部肿胀是糖尿病足患者的常见症状。肿胀部位以趾、足背较为常见，或单侧或双侧，造成肿胀的原因并不统一，包括神经病变引发的神经性水肿，由于下肢体位过低导致的淋巴水肿，还有糖尿病肾病造成的肾源性水肿。感染、夏科关节、血肿或脓肿等足趾处软组织感染、痛风等，常表现为单侧。

6. 糖尿病患者的足部颜色会发生哪些异常变化？

异常颜色有红、白、蓝和黑色等。严重缺血、夏科关节、烧伤和痛风、蜂窝织炎均可以导致足部发红。当足部静脉回流出现问题时，颜色可发蓝，此外足趾有时也可由于感染、缺血导致发蓝。肢体出现急性或慢性缺血时，颜色会偏白。当组织缺血到一定程度而不能供氧时（如急性缺血、栓塞、血疱等），会表现为黑色。

7. 糖尿病患者的足部温度会发生哪些异常变化？

当糖尿病患者下肢有急、慢性缺血时，足部温度会明显下降。如果出现了感染、夏科关节病、骨折或软组织创伤，足部温度则会由凉转热。夏科关节病的特点一般为单侧足皮温升高，且皮肤完好。

8. 糖尿病足的趾甲会发生哪些改变？

（1）趾甲结构的异常：以趾甲增厚最为多见，增厚的趾甲容易嵌入皮肤，当受到外力挤压很容易划破组织造成溃疡。趾甲萎缩也是该类患者常出现的情况，诱因多为神经病变和缺血。当甲板变薄变扁平时，患者形成嵌甲的概率很高，进而引发甲沟炎。

（2）甲床颜色异常：如果检查甲床时，发现趾甲下有红色、紫色、黑色出现时，高度怀疑有血肿形成。若甲床呈现苍白色，考虑缺血。

（3）甲下异常：如果甲周有脓性分泌物流出，考虑甲下存在溃疡或感染。

（4）趾甲感染：真菌感染的特点是率先侵犯趾甲背侧，会发展到趾甲脱落。感染通常是从不起眼的一个小点或者趾甲一角出现。糖尿病患者由于足部感觉障碍，对趾甲创伤发现不及时，且趾甲本身容易存在较多的真菌、细菌，创伤不及时处理时，感染、溃疡乃至坏疽就会出现。

9. 糖尿病足的患者易患鸡眼和胼胝吗？

当糖尿病足患者足部皮肤角质过度增厚时，就会发生鸡眼和胼胝，常见于足部负重和摩擦部位。鸡眼与周围分界清楚，通常直径不超过1cm，深度能到达几厘米深。胼胝俗称"老茧"，是皮肤遭受挤压、摩擦，造成角质增生形成的。当出现这两种病变时，要引起警惕，预防足部溃疡的发生。

10. 糖尿病足患者为什么肢端缺血症状出现较早？

糖尿病患者体内代谢处于紊乱状态，首先会出现血管病变，周围大血管动脉硬化发生的速度也较快，病变较重。微血管病变也可能较早发生，使组织血供出现问题，肢端会发生缺血性疼痛、麻木、发凉和肌萎缩等症状。

11. 糖尿病足急性缺血有什么临床表现？

当糖尿病足患者患肢突然发生血栓栓塞时，常见的临床表现包括足部皮肤苍白、剧烈疼痛、冰凉、麻木、感觉异常、皮肤瘀斑、麻痹和动脉搏动消失，若不及时治疗，缺血肢体可能会发生坏死。

12. 糖尿病足慢性缺血有什么临床表现？

慢性缺血早期，常表现为下肢怕冷、气温低、间歇性跛行，伴随病情进展，跛行距离越来越短，严重时甚至出现静息痛，同时合并有足部皮肤干燥、趾甲增厚、汗毛脱落、肌萎缩、足背及胫后动脉搏动减弱或消失等临床表现，最终出现溃疡或者坏疽。

13. 糖尿病足坏疽有什么临床表现？

糖尿病足坏疽有干性坏疽和湿性坏疽之分，干性坏疽外观为干瘪状、质地坚硬如皮革，干性坏疽一般在坏死组织和正常组织之间有明显的分界线。当干性坏疽继续发展，合并感染时，足部皮肤出现溃烂，如不治疗，溃疡会深达肌层，甚至造成肌腱腐烂，骨质破坏，大量组织腐化，脓腔形成，分泌物量大多有臭味，溃烂周围呈红、肿、热、痛。坏疽是糖尿病足发展到后期时的严重并发症，也是造成截肢的常见原因。

14. 糖尿病会合并肌萎缩吗？

中老年糖尿病患者经常由于合并严重的下肢神经和血管损伤，导致下肢运动受限，加上血供较差、肢体缺乏营养，常合并肌萎缩。其主要临床特点为双侧对称性骨间肌及大、小鱼际肌萎缩，表现为肢体疼痛、感觉异常，四肢向心性肌萎缩。被侵犯的肌肉常表现为软弱无力，肌张力下降，患者举臂、迈步都会感到疼痛。肌电图检查可以发现患者发生肌肉原发病变伴有神经病变。

15. 糖尿病足患者为什么会引起骨筋膜室综合征？

四肢骨关节、骨间膜、肌间隔和深筋膜之间会形成一个闭合的间室。糖尿病足患者由于感染、血栓等原因，导致组织压增加，造成此处血流灌注减少，骨筋膜室内的肌肉及神经组织变性坏死，称为骨筋膜室综合征，严重者可引起肾衰竭。

16. 糖尿病足患者肢体疼痛明显时，为什么会下垂肢体？

下肢缺血可能造成糖尿病足患者的患肢疼痛难忍，当患者下垂肢体时，重力会使血流量向肢体远端供给，同时静脉血回流变慢充盈在组织内，能在一定程度上缓解缺血造成的疼痛，故而可以看到一部分患者在睡眠时采取强迫性的坐位姿势。不过，这种下垂位容易继发下肢水肿，影响血液循环，加重肢体缺血，所以疼痛时采用下垂肢体的办法并非一种好的选择。

17. 为什么糖尿病足患者更容易冻伤？

糖尿病足患者常伴有周围神经病变，对寒冷环境感知较差，且足部皮下组织少，体表面积大，保温能力差。同时，由于血管病变严重，足部血液循环差。双足静止、缺乏活动不能促进血液循环时，接触潮湿地面，鞋袜挤压等因素均容易使患者足部冻伤。

八、糖尿病足诊断和鉴别诊断

1. 如何诊断糖尿病？

糖尿病的诊断依据是血糖水平和临床症状。目前，糖尿病的诊断采用世界卫生组织（WHO）公布的诊断标准，同年得到了中华医学会糖尿病学会认同，并建议在中国内地执行。

（1）确诊为糖尿病：①具有典型症状，空腹血糖≥7.0mmol/L（126mg/dl）或餐后血糖≥11.1mmol/L（200mg/dl）；②没有典型症状，仅空腹血糖≥7.0mmol/L（126mg/dl）或餐后血糖≥11.1mmol/L（200mg/d）应再重测一次，仍达以上值者，可以确诊为糖尿病；③没有典型症状，仅空腹血糖≥7.0mmol/L（126mg/dl）或餐后血糖≥11.1mmol/L（200mg/dl），口服葡萄糖耐量试验2小时血糖≥11.1mmol/L（200mg/dl）者可以确诊为糖尿病。

（2）可排除糖尿病：①如口服葡萄糖耐量试验2小时血糖为7.8～11.1mmol/L（140～200mg/d），为糖耐量减低；如空腹血糖在6.1～7.0mmol/L（110～126mg/d）为空腹血糖受损，均不诊断为糖尿病；②若餐后血糖＜7.8mmol/L（140mg/d）及空腹血糖＜5.6mmol/L（100mg/dl）可以排除糖尿病。

2. 尿糖阳性，能否诊断为糖尿病，还应该做哪些检查？

单纯尿糖阳性，不能直接断定患有糖尿病。比如妊娠期妇女由于其肾糖阈降低，血糖正常时也会出现糖尿现象。发现尿糖阳性的患者需要做空腹血糖、葡萄糖耐量试验以及留24小时尿做尿糖定量。

如空腹血糖≥6.94mmol/L，葡萄糖耐量试验2小时≥11.1mmol/L，24小时尿糖定量≥1g，才能确诊为糖尿病。

3. 血糖仪测定的手指血糖与静脉血糖结果有什么不同？

血糖监测是糖尿病治疗过程中非常重要的一个环节。传统的血糖监测一般需要等待2小时才能得到结果。对于急诊危重患者来说，传统检验的时长是难以等待的。如今，快速、简便、经济、准确的微量血糖仪已广泛应用于糖尿病患者的自我监测，但能否代替静脉血糖用于糖尿病的筛查和诊断，临床上对此则有不同的观点。

笔者认为微量血糖测定法具有快速、简便、易操作等优点，出结果仅需20秒，能有效地进行糖尿病筛选，尤其对一些急诊危重患者可以起到重要的鉴别诊断作用。在急症糖尿病患者中，应用微量血糖仪进行床边血糖测定，可有效地指导临床输液，作为一种快速有效的监测手段，值得广泛应用。不过，需要注意的是，微量血糖与静脉血糖的结果可能会存在差异。

4. 如何诊断糖耐量异常？

糖耐量异常（IGT）指的是口服葡萄糖后血糖水平超过正常范围，但并未达到糖尿病的诊断标准。口服葡萄糖耐量试验（OGTT）是诊断IGT的金标准。世界卫生组织在1999年针对IGT的诊断标准为静脉空腹血糖＜7.0mmol/L，口服75g葡萄糖后 2 小时的血糖≥7.8mmol/ L，但＜11.1mmol/L的人群。

5. 患了糖尿病就一定会发生糖尿病足吗？

糖尿病足是糖尿病最严重的并发症之一，但是得了糖尿病并不意味着一定会发生糖尿病足。不过，随着糖尿病史的延长，会因为神经病变而失去感觉功能以及因为缺血而逐渐失去活力，如果患者同时合并感染，则可发展为糖尿病足。我国相关文献报道，50岁以上的糖尿病患者糖尿病足的发病率高达8.1%。

6. 世界卫生组织对糖尿病足的定义是什么？

世界卫生组织对糖尿病足的定义是指糖尿病患者由于合并神经病变以及各种不同程度的末梢血管病变而导致的足部感染、溃疡和/或深层组织破坏。

7. 糖尿病足患者足部会发生哪些畸形？

糖尿病足患者常见的足部畸形有弓形足、纤维脂肪垫损耗、槌状趾、鸡爪趾、足跗外翻、夏科关节以及与既往的创伤和手术有关的足部畸形。

8. 什么是糖尿病弓形足？

第1跖骨头和跟骨间的足背内侧形成了纵向的足弓，当足弓异常增高时，形成的畸形称为弓形足。弓形足可导致行走时，足部与地面的接触面积减少，压力异常分布，引起跖骨头下的胼胝过度形成，是运动神经病变的标志表现之一。

9. 什么是糖尿病足纤维脂肪垫耗损？

在糖尿病神经病变时，纤维脂肪垫前移或由于既往的溃疡而减少，称为糖尿病足纤维脂肪垫耗损。它可影响足底压力的缓冲，使足底的跖趾部分易于形成溃疡。

10. 什么是糖尿病足槌状趾和鸡爪趾？

槌状趾和鸡爪趾是指糖尿病神经病变时，由于足内部的小肌群萎缩而导致足趾不能在地面上保持稳定，肌肉失去平衡后导致受累的足趾向跖骨头后、上轻度移位，形成的一种易弯曲或僵硬的畸形，此时患者的足趾往往呈现出类似天鹅颈的结构。

11. 什么是糖尿病足跗外翻？

糖尿病足外翻是第1跖趾关节的一种畸形，伴有足趾向一侧偏离，并在足内侧形成凸出。在神经缺血型的患者中，这一部位特别容易受伤，并且如果患者穿着较紧的鞋子，足部受到压迫后容易发生频繁受伤。

12. 糖尿病足患者应如何检查足部脉搏？

检查足部动脉搏动时，可用示指、中指、环指指尖触摸足背动脉的搏动，大致部位在踇长伸肌腱旁边；胫后动脉的搏动在内踝的后下方可以触及。如果以上两条动脉搏动都可以触及，则该足存在严重缺血的可能性很小；如果以上两条动脉搏动出现明显减弱或消失，则应该进一步对腘动脉、股动脉进行触诊。

13. 如果摸不到足部脉搏就说明足部缺血吗？

检查足部动脉搏动时，如果足背动脉搏动消失，说明足部缺血，有少部分正常人的足背动脉存也有变异，搏动会明显减弱或消失，但这部分人通常胫后动脉的搏动正常，不存在足部缺血表现。如果足背动脉搏动正常，也不能排除足部缺血的可能，这是因为糖尿病患者可合并微血管病变，可以影响微循环中氧和营养物质的交换，而使足部处于缺血状态。

14. 什么是糖尿病足Wagner分级法？

根据Wagner分级法，可以将糖尿病足分为如下6个分级。

0级：有发生足溃疡的危险因素，但目前无溃疡。

1级：皮肤表面破溃，临床上无感染。

2级：较深的溃疡，常合并软组织炎，无脓肿或骨的感染。

3级：深度感染，伴有骨组织病变或脓肿。

4级：局限性坏疽（趾、足跟或前足背部）。

5级：全足坏疽。

15. 如何诊断烧灼足综合征？

烧灼足综合征常出现在血糖控制较差的糖尿病患者身上，多数为急性起病，在原有糖尿病基础上，无其他原因突然出现了双下肢烧灼感或烧灼样疼痛。少数患者可有明显的诱因如受寒、行走或站立时间过长、劳累、大便干燥，甚至精神刺激。患者可伴有双下肢无力或有麻感、过电感、蚁行感，或伴有皮肤干燥、脱屑，身体局部多汗等，部分患者的症状会影响睡眠，甚至患者欲以冷水泡洗患足方感舒适，有的患者可伴皮肤瘙痒。绝大多数患者为对称发病，单侧者极少见。症状最常见于双足，次见于胫前及小腿，不少患者也因此足不覆被。

大多数患者经体格检查时可发现有局部感觉过敏，或伴有疼痛，而肌力和腱反射大多为正常。下肢震动感觉可轻度减退，但多数正常。除非合并其他情况，多数患者的神经传导速度也是正常的，偶尔还可见神经传导速度增快，神经传导速度减慢者较少。烧灼症状大多具有自限性，但烧灼症状的减轻或消失并不意味着病变的好转，甚至有可能是病变进一步发展的信号。

16. 要想早期发现糖尿病足，应该做哪些检查?

有关糖尿病足最基本的检查主要有以下三个方面。

（1）血管检查：包括下肢血管彩超、血管造影（CTA）及磁共振血管造影（MRA）检查，这些检查可帮助了解下肢动脉的供血情况，对于是否存在缺血、哪类血管有病变也具有筛选价值（图1-3，图1-4）。

（2）肌电图：对于糖尿病周围神经病变的诊断具有很重要的价值，并

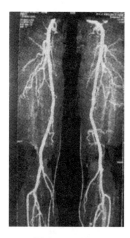

图1-3 MRA

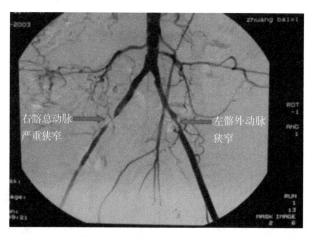

图1-4 血管造影技术（DSA）

且属于无创检查，患者不会感到过度痛苦，非常适合糖尿病足的初步诊断。

（3）踝肱指数：踝肱指数（ABI）是目前认为最简单方便的糖尿病下肢血管病变早期检查方法，是反映下肢血压与血管状态的非常有价值的指标（图1-5）。

（4）红外热像：温度的变化在早期识别和预防高危足溃疡上具有重要的临床意义。红外热像的可视化效果可以清楚地发现与糖尿病足相关的早期周围神经和血管功能障碍引起的代谢差异。对于实现对糖尿病足的预警以及早期诊断，红外热像具有非常重要的现实意义（图1-6）。

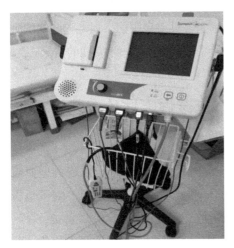
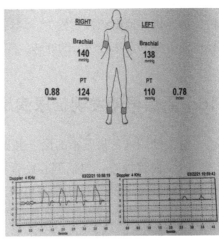

图 1-5　踝肱指数

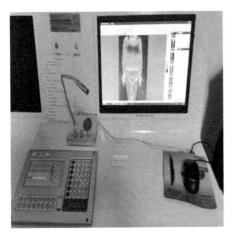
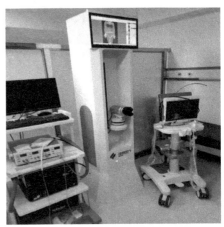

图 1-6　红外热像

17. 已患糖尿病足还需要做哪些检查？

如果已患糖尿病足，那么还需要再进行一些检查来了解病情，判断预后，指导治疗，常用的检查如下。

（1）多普勒超声：帮助判断肢体血管情况，特别是动脉狭窄、肢端血供的情况。

（2）肌电图检查：帮助判断周围神经病变情况。

（3）踝肱指数：帮助判断肢端血压情况，判断预后。

（4）X线检查：帮助判断足部骨病变情况。

（5）坏疽相关检查：如有坏疽，还应进行创口脓液培养和药敏检查，指导临床用药。

18. 什么是肢体位置试验？

患者处于平卧状态，肢体抬高使肢体与平面成45°角，如果此时抬高处的皮肤呈淡红色则为正常，若皮肤很快变为苍白色或发绀则为异常。然后让患者坐起，肢体自然下垂，若组织恢复成原本颜色的时间超过10秒，甚至延长到45秒以上，表示患者的动脉血流量存在减少的情况。

19. 如何通过踝肱指数判断糖尿病足的病变程度？

踝肱指数是判断周围血管病变程度的最为简单和常用的一种方法，即通过测量踝部胫后动脉或胫前动脉以及肱动脉的收缩压，计算出踝部动脉压与肱动脉压之间的比值，从而判断下肢血管的状态。

正常人指数应当为0.9～1.3。间歇性跛行患者的踝肱指数多在0.35～0.90，而静息痛患者的踝肱指数常低于0.4，一般认为这样的患者若不积极治疗将可能面临截肢的危险。当指数大于1.3时，则提示血管壁出现钙化以及血管失去收缩功能，同样也反映患者存在严重的周围血管疾病。

九、糖尿病足的治疗

1. 如何治疗糖尿病足?

糖尿病足的治疗分为内科治疗和外科治疗。首先，最基本的就是控制血糖，同时改善肢体血液循环，若破溃合并感染，则需要保持局部引流通畅，待病情稳定后，进行手术清创，去除已经坏死的组织，保持创面清洁。如果局部分泌物明显减少，坏死组织已逐渐被清除并且可以看到新生肉芽组织时，就可以开始使用各种促进组织生长外用的药物，使创面逐渐愈合。对于内科保守治疗无效、病情有手术指征者，可进行动脉重建术或介入放射治疗，如果坏疽严重，为挽救患者生命应行截肢术。手术应尽量保护患肢功能，为术后安装义肢提供较好的条件。

2. 为什么说治疗糖尿病足要尽早?

一旦确定诊断糖尿病足，就必须立即处理，以免病情发展，引起残疾甚至死亡。糖尿病足都有一定时间的潜伏期，腿部疼痛、麻、痒、凉、脱皮、水疱或伤口久不愈合，都有可能是糖尿病足的早期症状。早期阶段进行治疗，病情会有明显的改善，绝大多数糖尿病足患者可以免除截肢的担忧。

3. 为什么说治疗糖尿病足需要多学科协作?

糖尿病足是一个跨学科的医学难题，不仅涉及患肢血液循环障碍、神经损伤和感染，还包括多脏器、组织的病变，常合并糖尿病眼病、糖尿病肾病、脑病及心脏病等。在治疗时，需博采中西医之长，综合内外科治疗手段。

4. 糖尿病足患者如何进行饮食治疗？

糖尿病足患者的饮食习惯应严格遵守内分泌科为患者制定的糖尿病食谱。进食量因人而异，一般每日主食量控制在7两（350g）以内，控制摄入的总热量，少食多餐。粗细搭配，营养均衡。但这也并不是必须顿顿青菜，可以食用鱼、虾、瘦肉、蛋、奶等富含优质蛋白的食材。水果含糖量较高，不建议过多食用。

5. 糖尿病足患者是否该运动，该如何运动？

对于糖尿病足未破溃者，太极拳、八段锦、五禽戏等不失为一个好的运动选择。对于已破溃且感染控制良好的患者，尽量不要下地，可以适当做一些上肢的活动。

6. 如何有效控制血糖？

对于新发现血糖异常的患者，建议前往专科去调整血糖，医师会为患者制定个体化的治疗方案，包括改变生活方式、控制饮食结构、适当体育锻炼及按需应用降糖药物。

7. 打胰岛素会上瘾吗？

很多患者对于胰岛素的认识存在偏见，错误地认为胰岛素会上瘾，所以会有一部分患者擅自减量，甚至随意停止使用胰岛素，以至于产生了严重后果（如酮症酸中毒）。

实际上胰岛素并没有成瘾性，由于胰岛素依赖型糖尿病患者体内胰岛素极少，体内胰岛素缺乏就需要外源性胰岛素以维持体内正常代谢，这种情况必须终身使用胰岛素；非胰岛素依赖型糖尿病患者，使用胰岛素可以改善代谢，并且使胰岛得以休息。如胰岛功能好转或恢复，可以在医师的指导下逐渐减少胰岛素用量或停用胰岛素。因此，糖尿病的种类和病情决定了是否使用胰岛素，无成瘾性问题。

8. 影响胰岛素用量的常见因素有哪些？

使用胰岛素控制血糖的糖尿病患者，在生活、学习和治疗过程中，影响胰岛素用量的因素有很多，可归纳为以下几点。

（1）应激性高血糖：糖尿病足患者出现肢端坏疽，常伴有发热、食欲减退、消瘦无力等症状，处于应激状态，造成应激性高血糖。应激产生的高血糖很不稳定，应激反应不清除，胰岛素剂量需要量增大；应激状态清除，胰岛素剂量可减少。

（2）精神心理因素：糖尿病足患者思想压力大，长期处于精神紧张、焦虑、害怕等状态，可产生胰岛素抵抗，并会在一定程度上抑制胰岛素分泌，促进肝糖原分解和肌糖原酵解，使糖原异生增多，导致血糖浓度升高，胰岛素需要量增加；患者情绪平静后，胰岛素需要量减少。

（3）饮食方面：甜食、淀粉含量高的食品可使血糖升高，胰岛素用量增加；蔬菜、肉蛋、乳制品等食物对胰岛素需要量影响较小。但肥胖会降低体内组织对胰岛素的敏感性，导致胰岛素的需要量增多。

（4）体力活动：长期卧床休息的患者胰岛素用量较大，体力活动量增加可使胰岛素需要量减少，但剧烈运动可使机体过分疲劳引起血糖增高，使胰岛素需要量增加。

（5）注射部位和途径：不同的注射部位和途径，会造成胰岛素吸收、利用速度有所不同。一般来说，上臂外侧及腹壁较股前外侧吸收快；肌内注射较皮下注射吸收快，静脉注射吸收更快。

（6）药物因素：许多药物时会影响糖代谢，从而引起血糖升高或降低，造成胰岛素用量变化。

9. 急性低血糖时有何症状，如何处理？

急性低血糖主要表现为面色苍白、出汗、心慌、四肢发颤及饥饿感等，症状严重时可致昏迷。神志清醒的低血糖患者可口服 15 ～ 20g 糖类食品

（葡萄糖为佳），出现意识障碍者及时就医。

10. 糖尿病足的内科疗法有哪些？

糖尿病足的内科疗法主要包括控制血糖、控制血脂、控制血压、改善血液循环、改善周围神经病变、抗感染、纠正各种相关急慢性并发症和支持疗法。值得注意的是，这些基础治疗一定要贯穿整个治疗过程。不能只看到局部伤口而忽略患者的全身状态。

11. 如何应用西医药物治疗糖尿病足？

西医药物对于糖尿病足的治疗主要是在控制血糖、抗感染、改善微循环、治疗原发病以及防治并发症等方面。

12. 长期口服阿司匹林可以预防糖尿病足吗？

阿司匹林可以解除血小板的聚集，可以辅助治疗糖尿病足，但盲目自行口服药物有引起出血的风险，所以不建议患者自行随意服药。

13. 扩张血管药物对糖尿病足的治疗作用是什么？

血管扩张药物可通过缓解血管过度收缩、改善微循环血流及调节组织器官功能等，达到防治糖尿病足的目的。

14. 降脂药物对糖尿病足的治疗作用是什么？

降脂药物具有稳定脉粥样硬化斑块、抑制血小板凝集及抗血栓等多种作用。由于降脂药物存在不良反应，所以患者必须在医师指导下用药，并定期监测生化指标。

15. 如何治疗糖尿病微血管病变?

定期使用一些静脉滴注或口服药物,建立患肢的侧支循环,所以我们提出"春治秋防"的治疗原则,简单来说,患者需要定期去医院随访,在医生的指导下使用药物来"保养"自己的血管。

16. 糖尿病足的外科治疗有哪些方法?

西医外科治疗糖尿病足的主要手段包括外科血管重建术、介入放射学治疗和截肢术。中医外治法的手段包括箍围法、外敷法、熏蒸法以及"鲸吞""蚕食"等清创法,以及使用中药熬制的、促进创面愈合的外用药物。

17. 外周血管介入治疗适合哪些糖尿病足患者?

(1)局限性病变:可以选择介入治疗来处理。

(2)结合血管旁路移植治疗:介入治疗可以改善糖尿病足患者患肢血供,增强动脉搏动,或者可以通过介入治疗增加动脉旁路移植的流入血流,为远端进行血管旁路移植治疗打下一个良好的基础。

(3)年老体弱患者:无法耐受手术或手术治疗风险高,或医院不具备手术的条件可以应用介入方法进行治疗。

18. 介入治疗糖尿病足有哪些常见术式?

糖尿病足常用的介入治疗有3种式式:髂动脉血管成形、股动脉-腘动脉血管成形和腘动脉以下的血管成形。

19. 什么样的糖尿病足需要截肢？

（1）严重感染波及到了骨。

（2）合并严重感染，危及生命。

（3）长时间不愈合的营养性混合感染及溃疡，并严重影响了骨功能者，截肢后安装假肢可改善功能，为截肢的相对适应证。

需要注意的是，目前已不主张轻易截肢。

20. 糖尿病足患者截肢术后可能有哪些并发症？

（1）血肿形成：如发现残端出现血肿，应及时穿刺抽出积血，并加压包扎，如判断为血管术后出血，应尽快送手术室止血。

（2）感染：糖尿病足截肢术后感染的发生率较其他非糖尿病患者高。术中应严格进行无菌操作，术后应用针对性抗生素，预防感染的发生。

（3）坏死：皮缘小范围的坏死可经非手术治疗延期愈合。皮缘大面积的深层坏死，需行二次截肢。

（4）神经瘤：常在神经残端形成，压迫或牵拉后出现疼痛。

（5）幻肢痛：几乎每个截肢后患者都存在幻肢感，可自行消退，严重时可行理疗、神经封闭及精神治疗。

21. 糖尿病足截肢术常见哪些术式？

截肢术主要包括截趾术及趾间关节离断术、经跖骨截足术、小腿截肢术、股部截肢术以及外科清创术等。具体采取哪种截肢方法，需要根据患者的实际情况去选择。

22. 糖尿病足在什么情况下可以行切趾缝合术？

切趾缝合术适用于坏疽局限于趾端，并且感染已得到控制，坏疽部分与正常皮肤组织分界明显、血供已有改善。根据血供情况选择切口，一般原则上应尽可能保留跖趾关节，大多数患者创口可顺利愈合，从而缩短疗程。

23. 糖尿病足患者发生胼胝如何处理？

胼胝的形成通常是由于穿了不合适的鞋，鞋子与足底皮肤长时间发生摩擦所引起的，如果忽视或治疗不充分就会发生溃疡。建议糖尿病足患者不要自行使用药物软化或者直接刮除，需去医院进行处理消毒，以免损伤皮肤造成溃疡。

24. 糖尿病足截趾的一般原则是什么？

截肢是一种万不得已的方法，但有时仅需要去除几个坏死足趾。截趾的原则是应尽可能保留支持足部力学平衡的结构（如足弓）。但当损伤超过踝关节平面，可能最终只能选择切除足支撑结构。

25. 糖尿病足坏疽局部如何处理？

对于糖尿病足坏疽的处理，建议患者不要自行使用药物或者自行进行局部切除清创，尽快去专科治疗。对于除干性坏疽外的各类坏疽，不能急于做大面积扩创手术，应首先进行抗感染、改善微循环及局部供血状态后，再进行相应的清创，除此之外应谨慎使用冲洗法，以防细菌沿着足部肌腱、肌膜间隙蔓延至别处。对于干性坏疽，建议在常规消毒下切除坏死组织，待坏疽局部好转、炎症控制时，选用外用药物，促进早日愈合。如患者高龄、坏疽局部感染已得到控制，且呈干性坏疽表现，坏疽局部可不做特殊处理，只需平时注意保护。

26. 外科手术对糖尿病足患者有什么影响？

首先，外科手术会对患者的心理造成一定的影响，手术无论大小，绝大多数患者均会出现紧张、焦虑等不良情绪；其次，手术、麻醉都可以引起机体的应激反应，可能会诱发一些慢性基础疾病的急性发作。

27. 中医治疗糖尿病足具备哪些优势？

糖尿病足的发生机制及发展过程十分复杂，西医学对此仍未有相对明确的认知，由于涉及的组织器官较多，目前还未有一劳永逸的方法，所以仍然需要一个长期的多环节的治疗，这样一来，过多药物的副作用会造成二次伤害，如肝肾功能的损伤、长期使用抗生素造成细菌多重耐药或者重复感染等，都是西医在治疗过程中的一些弊端。而中医的治疗则具有药效全面、兼顾内外、顾护正气及长期应用基本无不良反应等特点。

另外，中医理论认为，人是一个有机的整体，从辨证诊断到立法处方，都要兼顾局部与全身，不只是头痛医头，脚痛医脚。所以，针对糖尿病足这种极其复杂、病程较长的疾病来说，中医所体现的优势则更为明显。中医治病方法很多，经历了数千年的变革后，在药物剂型上，除传统的膏、丸、散、丹等外，还有许多新的剂型可直接静脉给药；中医治疗的方式也十分多样，除了口服汤药调节全身，还可以采用药物熏洗、浸浴、泡洗的方法经皮肤给药，这对改善皮肤组织的微循环也将更直接、更有效；针灸疗法、穴位注射对恢复神经功能效果显著；创面局部的治疗也更加突出了中医的优势。

28. 中医在治疗糖尿病足时有哪些方法？

虽然糖尿病足患者最突出的病变表现在足部，但在足部病变的背后，患者往往存在代谢障碍、神经及血管病变，所以在治疗糖尿病足时，要兼顾局部和整体。根据中医理论，治疗方法可分为内治法和外治法。内治法包括服用中药汤剂、服用或静脉滴注中成药等。外治法包括清创法（切开清创引流术、蚕食清创法）、熏洗疗法（利用中药煎汤热熏和浸洗患肢）、外敷中药疗法、箍围法、挂线法和挑治疗法等。

29. 糖尿病足的创面可以用哪些外用药?

对于糖尿病足创面的处理可以使用外用药促进创面愈合,如解毒洗药、大黄油纱、紫草油纱、生肌玉红油纱、生肌散和化腐散等药物,还有黑龙江中医药大学附属第一医院周围血管病科的自制药物润肌丹油纱条、银黄洗剂,黑龙江中医药大学附属第一医院的自制药物全蝎膏纱条。在创面的不同阶段,还可以选择作用不同的外用药物,敷料的薄厚以及固定的松紧程度应根据创面的变化而做出调整。

30. 糖尿病足患者在应用熏洗疗法时应注意什么问题?

严格控制水温,但要注意对于处于蔓延阶段的坏疽或干性坏疽已稳定者,不宜应用熏洗疗法。

31. 黑龙江中医药大学附属第一医院周围血管病科糖尿病足特色治疗方法有哪些?

【基础治疗】

(1)控制饮食及适度运动:嘱患者控制饮食,适当运动,并予以相应治疗,将血糖、血脂、血压各项指标控制在合理范围内。

(2)控制感染:如患者白细胞计数超过正常值,应对创面分泌物取样化验,依据一般细菌培养及鉴定、常规药敏定性试验的结果,合理选择敏感抗生素,一般抗生素使用不超过2周。

(3)口服中药汤剂:针对不同的患者,辨证论治,做到"一人一方",每隔一段时间随着患者症状的改变进行调方、改方。

【中医外治法】

(1)穴位注射:针对不同证型选取药物对小腿部的穴位(如足三里、承山穴)进行药物注射治疗,注射完毕后对相应穴位进行轻拍揉按等手法,促进药物吸收。

（2）穴位艾灸：艾灸可以改善糖尿病高危足患者的神经传导速度及血液循环流速，黑龙江中医药大学附属第一医院周围血管病科的特色治疗雷火灸，可针对特定的穴位进行特殊手法的艾灸，对于预防糖尿病足溃疡的形成具有良好的效果。

（3）离子导入治疗：选择特定的穴位，贴上被中药浸透的导入片，使用离子导入仪器，将药物导入组织内。

（4）自制中药油纱：①黑龙江中医药大学附属第一医院内自制药物全蝎软膏，根据创面需求制作成适合的油纱，具有较好的祛腐生肌的作用。②黑龙江中医药大学附属第一医院周围血管病科李令根教授自制的壳聚糖中药复合药膜治疗，壳聚糖中药复合药膜独特的自然成膜性，能使创面持久保持湿润，有利于溃疡"煨脓长肉"，药膜中所含中药还能通气血、补正气，共奏补虚祛瘀之效，在临床应用上也取得了良好的效果。③黑龙江中医药大学附属第一医院周围血管病科高杰教授自制的润肌丹油具有加速红色肉芽生长、促进创面愈合的作用，在临床上使用得到很好的反馈。

（5）自主研制开发多种中药外用制剂：①中药溻渍：自制三黄洗剂、解毒洗剂、溃疡洗剂、软坚散结洗剂、活血止痛洗剂和丹黄酊等；②中药外敷。上述药物亦可以根据不同的证型要求，制成不同的剂型进行应用。

【西医外治法】

除了特色的中医中药治疗以外，黑龙江中医药大学附属第一医院周围血管病科还配备了多种辅助治疗仪器，可以针对不同情况进行选择。①臭氧气浴治疗：改善患者患足的乏氧状态。②红光治疗：在临床上使用发现，红光治疗不但可以改善创面分泌物多的情况下，还具有一定的止疼作用。③PRP（自体富血小板血浆凝胶治疗）：在创面进入红色肉芽组织生长期，此治疗手段配合润肌丹油的使用可以大大缩短创面愈合的时间。④VSD（负压封闭引流）：针对分泌物过多、创面窦道较深的情况（图1-7至图1-12）。

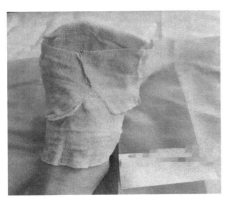

图1-7 中药溻渍治疗

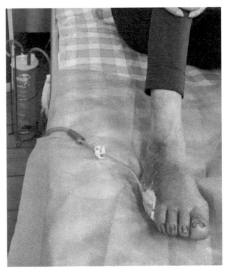

图1-8 负压治疗

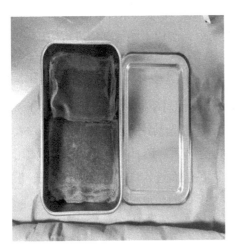

图1-9 自制润肌丹油纱条

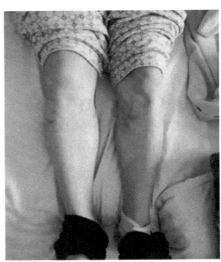

图1-10 针灸治疗

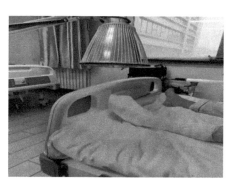

图1-11　红光治疗

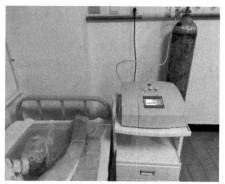

图1-12　臭氧气浴治疗

十、糖尿病足的调护与预防

1. 什么是糖尿病足的三级预防？

（1）一级预防：针对低危患者，采取各种综合措施预防和延缓糖尿病足的发生，包括以下几个方面：①监测和控制血糖，通过药物、饮食和运动调理，控制血糖在合理水平。②通过健康教育使患者对糖尿病足的性质、影响有更加科学的认知，积极配合防治工作。③教会患者掌握一些控制糖尿病有关的知识和技能，包括测定血糖、注射胰岛素及糖尿病饮食的配制等。

（2）二级预防：针对中危患者，采取有效措施阻止其发展为溃疡，包括以下几个方面：①严格控制血糖，维持血糖、血脂、血压在正常水平。②减少动脉高危险因素存在。③积极治疗糖尿病并发症。④患者足部因为有感觉障碍，更要勤于足部检查，如若发现水疱、胼胝和破溃要及时护理。⑤正确护理足部，避免足部损伤。⑥采用科学方式运动足部，恢复和提高足部感觉功能。

（3）三级预防：针对高危患者，采取积极措施防止其发展并促进创面愈合，降低截肢率和病死率。与二级预防一样，三级预防需要严格控制代谢，减少动脉高危险因素，运动要具有科学性，正确对足部溃疡进行护理。缓解因体重原因造成的足部负荷过重，舒缓原发病变成的压力，多休息、多卧床，卧床时避免局部受压。

2. 糖尿病足患者如何饮食？

糖尿病足基础治疗措施之一便是严格控制饮食。饮食与一般糖尿病患者的饮食基本上没有太大区别，在控制热量的前提下，降低脂肪和高胆固醇摄入，适当提高蛋白质和纤维素摄入量，当患者有心、肾并发症时，尤其注意钠盐的摄入。

糖尿病足患者尤其要注意增加膳食中的蛋白质和纤维素，足够的蛋白质对于糖尿病足坏疽的愈合起着非常重要的作用，而高纤维素饮食可以延长营养物质的吸收，降低血脂和胆固醇，有利于预防血管并发症，具体说明如下。

（1）糖类：作为人体必需的营养元素，是合成激素等物质的重要原料。米、面等是糖类的主要来源，糖尿病患者应当把主食的摄入量控制在200～350g。糖尿病患者并不是一定要降糖，当糖类摄入不足时反而会影响身体健康（如造成脑细胞功能衰弱）。另外，糖尿病足病患者血糖较低时，也会影响糖尿病足的愈合；如果摄入过多则会使血管病变加重。

（2）蛋白质：人体细胞的重要组成部分之一，对人体溃疡组织的修复起着至关重要的作用。糖尿病足患者由于溃疡产生的蛋白质消耗，饮食中蛋白质摄入量应比一般人高，才能保证每日的生理需要。鱼、禽、蛋、瘦肉等食物则是补充优质蛋白质、脂溶性维生素和矿物质的优良选择。

（3）脂肪：人体组织结构的重要材料，但脂肪摄入过多可能造成高脂血症，加重疾病，糖尿病足坏疽患者脂肪摄入参考：体重60kg的患者，应将脂肪摄入量控制在36g以下。

（4）高纤维饮食：摄入足够的高纤维食物可以帮助降糖，减少胰岛素和口服降糖药的用量。

3. 糖尿病足患者可以饮酒吗？

糖尿病足患者不适合饮酒。部分患者认为饮酒后可以通过少吃饭来控制饮食，或者有的患者以为饮酒可以起到舒筋活血作用的想法都是不正确的。首先，糖尿病患者饮酒后往往进食不足，酒精在体内会较快代谢导致血糖水平不足，容易发生低血糖，当患者服用磺脲类降糖药时，饮酒还会造成面部潮热、心悸、气急等不良反应。其次，饮酒还会加大血脂控制难度，长此以往容易形成脂肪肝甚至肝硬化，一些爱喝啤酒的患者还会形成腹部型肥胖，加重身体代谢负担。所以，建议糖尿病患者最好不要饮酒。

4. 吸烟对糖尿病足有什么影响？

吸烟会加重糖尿病足患者的周围动脉硬化：一方面，烟雾中的尼古丁和一氧化碳会损伤血管，引发血管硬化；尼古丁会造成动脉内壁水肿，影响血液循环，使胆固醇更易沉积在血管壁，日积月累容易加重动脉粥样硬化，一氧化碳会结合血液中的血红蛋白结合造成缺氧。另一方面，尼古丁会引起血管痉挛，使血管弹性降低，肌层增厚，血管病变加重；动脉硬化发展到一定阶段，动脉可能回完全堵塞，血液无法流通，造成血管与肌肉坏死。因此，糖尿病足患者必须严格戒烟。

5. 得了糖尿病足采取什么体位好呢？

糖尿病足患者应避免长时间下垂肢体，以免影响下肢静脉回流，也不能过度抬高患肢，以防造成肢端缺血。糖尿病足合并感染的患者应避免抬高患足，防止感染沿着组织间隙蔓延，患足应保持左、右侧位，同时避免长期压迫足跟。

6. 糖尿病足患者可以进行什么运动？

（1）步行：步行的强度要因人而异，对于轻度肥胖患且身体状况比较好的患者，步行速度可以稍快，以每分钟120～150步为宜；中度肥胖者速度要稍缓，每分钟110～115步即可；对于患有严重心脑疾病且年龄偏大者，适度步行即可。步行时间要循序渐进，如第一天为半小时，往后可以逐渐延长时间，以第二天不感到疲乏为度。

（2）走跑交替：对于体力不足无法进行长时间慢跑的人，可以尝试慢跑和步行交替进行。慢跑感觉疲惫时可以改成慢走，通过不断地锻炼，延长慢跑的时间。

（3）室内运动：由于疾病导致身体虚弱、不便外出者可以采用。

（4）蹲下起立：开始时，每次做15～20下，以后可增加至100下。

（5）床上运动：可以在床上平躺练习双腿上抬，用手摸对侧膝关节等运动，还可以让踝部做上下、左右、背屈、趾伸运动促进末端血液循环。

7. 糖尿病足患者进行体育锻炼时有什么注意事项？

（1）尽量保持适度的有氧运动：即氧气吸入量大于等于消耗量，掌握好运动强度，以肢体不发生酸痛感为宜。要监测运动时的心率，可以参考：心率＝170-年龄为宜（例如，70岁患者适宜的心率＝170-70＝100次/分钟）。对于有呼吸系统疾病如哮喘、支气管炎，有心脑血管疾病如心肌缺血等患者，不适宜在没有人员监护时运动。

（2）多进行活动全身的运动：如散步、慢跑、广场舞等，做好锻炼前的热身和放松，激活身体运动状态，防止突然运动对肌肉、关节造成损伤。

（3）预防足部损伤：要穿着材质柔软、弹力适合、舒适透气不磨脚的鞋子，并且运动前要及时检查和清理鞋中异物，防止划破足部。

（4）糖尿病患者的血糖状况：患者运动前必须知晓不能空腹运动，一定要选在饭后1小时后进行锻炼，避免低血糖。

（5）重视足部创伤：在运动中，如果足部受到创伤，要引起足够重视，糖尿病患者不同于常人，很多患者往往一开始未能重视小伤口或处理不当，造成后面发生严重感染，甚至坏疽、截肢。

（6）出门运动的必备物品：要随身携带血糖测试装备以及能迅速补充糖分的食物，以防突发低血糖，还要携带手机等通信工具，当突发健康情况且自身无法解决时，及时打电话求助。

8. 有适合不便行走的糖尿病足患者的医疗保健操吗？

对于不宜行走的糖尿病足的患者可进行伯格（Buerger）锻炼法促进恢复。有助于改善足部血液微循环，可以促进患肢侧支循环的建立，防止肌萎缩。步骤如下。

（1）患者在床边取坐位，双下肢自然沿着床边下垂，用自由晃动的方法使足部得到锻炼，时长为1分钟。

（2）仰卧位平躺在床上，自然舒展双下肢保持下垂状，后抬高双足至与地面保持平行的位置，持续1分钟。

（3）重复上述两个动作5～10次。

9. 糖尿病足并发皮肤水疱应如何护理？

糖尿病性水疱常常发生在四肢末端（下肢多见），末端循环不佳是并发水疱的主要原因。水疱外形一般呈椭圆形或者圆形，或大或小，一旦处理不及时或是方法不正确，极易造成感染诱发肢端坏疽。根据水疱大小采用不同的护理方法，较小的水疱可以通过改善末端循环促进其自我吸收，期间只需要用无菌纱布覆盖保护即可。水疱干枯所形成的痂皮不可轻易去除，要等待其自然脱落，利用其保护作用还可以预防感染。对于无法吸收的较大水疱，应及时就医请专业医师处理。

10. 糖尿病足小伤口如何进行处理？

先用75%的酒精或者碘伏冲洗伤口，彻底消毒后敷上无菌纱布并且固定。不建议使用碘酊消毒剂，因为其刺激性较强，对伤口肉芽组织有不良刺激，硬膏、鸡眼膏或其他腐蚀性的药物也应该避免使用，防止加重伤口溃疡面。如果自行处理2～3天后仍不见好转甚至加重，需要及时就医处理。

11. 糖尿病足患者长鸡眼可以用鸡眼膏吗?

糖尿病足患者不能随意使用鸡眼膏。因为糖尿病足患者常存在大动脉硬化和足部组织循环障碍,局部组织代谢和修复能力比正常人差,损伤后也很难自我修复,加上长期高血糖,组织极易发生感染,往往容易演变成坏疽。鸡眼膏等化学性刺激药物会损伤足部皮肤,糖尿病足患者一旦皮肤发生溃破,极易导致坏疽。

12. 糖尿病足患者可以用热水烫脚或使用热水袋吗?

糖尿病患者不建议热水烫脚或使用热水袋。因为糖尿病足患者足部常有感觉障碍,对热觉感知不强,非常容易烫伤,并且患者常伴有代谢紊乱、机体免疫力下降,足部组织缺血缺氧,抗损伤能力较差,一旦发生烫伤,比一般人更容易感染而导致坏疽、截肢,清洁足部时水温不宜超过40℃,可以将爽身粉擦在趾间保持干燥。如果使用热水袋不可紧贴皮肤,应该用毛巾或布袋包裹后,置于距离下肢皮肤一定距离的地方,防止烫伤。

13. 糖尿病足患者是否可以进行理疗?

糖尿病足患者足部循环差,组织缺血缺氧,抗损伤能力较差,对于理疗多不能耐受。理疗时,患者局部组织的代谢增加,需氧量增加,正常人可以适应这种变化并相应地增加局部组织的供氧量,但糖尿病足患者则会因此而加重局部组织的缺血缺氧,从而引发组织缺氧、坏死。

14. 糖尿病足患者怎样进行趾甲护理?

正确修剪趾甲对糖尿病足患者来讲十分重要,若不及时修剪,趾甲过长会折断,锋利处易划伤组织。可以将修剪趾甲放在洗浴后,因为这时趾甲较软，容易修剪。患者最好不要自己修剪，因为自身末梢神经损害，修剪时受伤也无法发觉。修剪趾甲要选在光线良好、环境安静的地方。手法轻柔，沿着直线修剪，防止伤及甲沟。修剪到与趾尖齐平即可，太短容易伤到脚趾。修完趾甲后要将趾甲磨平磨光，以免足部被尖利的趾甲碰破碰伤。一旦修剪过程中出现趾甲劈裂、周围组织红肿，应及时就医。

15. 糖尿病足患者手术后饮食有什么注意事项？

出血、消化吸收功能下降、食欲减退及大便不畅等是术后较为常见的现象，如不及时纠正容易营养不良，而合理的饮食会促进患者身体的康复。

（1）食用含高蛋白的食物：如果饮食中缺乏蛋白质，可能会造成营养不良性水肿，为伤口愈合，疾病恢复造成障碍。

（2）高维生素膳食：维生素K是凝血所需要的物质，对减少术后出血有帮助。B族维生素与身体代谢息息相关，摄入不足时也会影响伤口愈合；维生素A可促进组织再生，加速伤口愈合；维生素C能使毛细血管通透性下降，出血减少，促进组织再生及伤口愈合。合理的饮食会促进患者术后恢复，但同时应注意饮食有节，不要过量。

16. 糖尿病足患者如何选择合适的鞋袜？

糖尿病患者鞋袜的选择非常重要，不合适的鞋袜常导致足部受损。要注意不选择前部过于窄小的鞋。脚型及大小会随着年龄发生改变，所以选择鞋袜应试穿，鞋的前部应留有约1cm的空隙，鞋跟应低于5cm，要以感到宽松为宜。鞋底应具有一定弹力，材质柔软，透气性能好。若穿鞋后感觉有不适感，应及时丢弃。不建议穿凉鞋，凉鞋对足部缺乏保护，鞋边缘容易磨损足部。袜子应吸水性、透气性好，宽松舒适。以棉、毛等材质为佳。袜口要宽松，不影响血液循环。袜子应该每日换洗，保持清洁。

17. 糖尿病足会遗传吗?

糖尿病足的发生主要跟糖尿病患者的血糖及血压控制情况、对患肢的保护、治疗是否及时等条件有关。目前,尚无资料表明糖尿病足具有遗传倾向。

18. 糖尿病足会传染吗?

不会传染。糖尿病足是糖尿病患者疾病进展到后期,损伤下肢血管、神经后造成的。其常并发感染,治疗不及时感染坏死常波及正常组织,但并不具备传染性,接触糖尿病足的患处并不会传染给接触人员。

19. 什么季节好发糖尿病足?

糖尿病足常在夏季高发,这与夏季人们喜爱赤足有关。赤足状态下,足部皮肤缺少保护,极其容易因外力损伤而造成破溃,加上夏季蚊虫较多,患者被叮咬后抓挠形成皮肤破损,造成糖尿病足。

冬季寒冷的天气也可以使糖尿病足的发生率明显提高。糖尿病患者本身存在微血管病变,血供较差,加上寒冷环境下小血管的收缩,足部缺血、缺氧状态更差,导致了糖尿病足的发生。因此,糖尿病患者在天气寒冷的季节应该加强防寒保暖措施,平时可采用恰当的取暖方法,以改善局部循环,但应防止烫伤。

20. 经常锻炼的人就不会得糖尿病足吗?

经常适度锻炼有助于足部的血液循环,改善组织和神经的营养状态。由于糖尿病患者本身血管条件较差,肢端循环不良,如果运动强度超过了组织的承受度,则会因血氧的大量消耗不能及时补充而加重足部缺血,也会导致代谢产物蓄积。

另外，糖尿病患者运动时应当加强对足部的检查。糖尿病患者往往由于周围神经病变形成"无痛足"，即对冷热、外来损伤感知不明显，缺少保护性感觉、给足部的护理带来困难。

此外，运动神经病变会导致肌张力改变，造成足部畸形，畸形凸出的部位更易受压迫。因此，糖尿病患者在运动时注意加强对足部的护理显得尤为重要，并非参加锻炼就不会得糖尿病足病。

（夏联恒）

第二章
下肢深静脉血栓形成

一、静脉系统相关知识

1. 下肢静脉系统的组成有哪些?

　　静脉是引导血液回流的血管,起始于毛细血管末端,止于心房。下肢静脉系统主要由浅静脉、深静脉共同构成。浅静脉也称为皮下静脉,数量多,与深静脉通过丰富的交通支相互联系。分为大隐静脉、小隐静脉,其中大隐静脉是人体中最长的静脉,容易发生静脉曲张。下肢深静脉是指在下肢的肌间、深筋膜内的静脉血管,多数与同名静脉相伴行,绝大多数的静脉血液经由深静脉回流。

2. 下肢静脉血液如何输送回心脏?

　　下肢静脉输送血液回流心脏主要是通过心脏舒张时产生的压强、下肢运动时对小腿肌的挤压作用(通常称为"肌肉泵"作用)共同作用,同时由于静脉瓣膜结构保证可以向心单向开放,保障人体下肢静脉血液回流心脏时不会出现反流。

3. 静脉壁的结构特点有哪些?

　　静脉管壁较薄,平滑肌和弹性纤维均比较少,没有收缩性和弹性,管腔断面较扁。静脉壁上的静脉瓣是特异性结构,在下肢静脉中较多。下肢静脉血液则由底部向上回流,静脉瓣膜朝向心脏的方向打开,瓣膜可以防止血流由近向远、由深向浅的倒流,保证下肢静脉血由下而上,防止血液倒流,而瓣膜损伤容易发生静脉曲张。

4. 小腿"肌肉泵"是什么?

下肢静脉血流的回流主要依靠于跑步、走路时,小腿肌对下肢静脉管壁的挤压。肌肉压缩时,由于肌间隙中的气压增加,使得静脉毛细血管受到挤压,静脉瓣膜打开,血液回流速率增加,从而促使静脉血向心脏回流,因此一般都将对小腿肌的挤压功能称为"肌肉泵"。

5. 影响下肢静脉压力的因素有哪些?

(1)体循环血流的充盈程度:当血管内血液充盈程度越高,则下肢的静脉压力也就会更大。多见于液体摄入太多或排出不畅。

(2)心肌收缩时的力量:当心肌收缩时会将血流射入冠状动脉,而舒张时则可由静脉系统回流心脏。当右心衰竭时右心室的舒张末期压上升,血流淤积在右心室或胸腔的大静脉内,静脉系统淤血,静脉压力增高。

(3)体位:实验研究证实,人在不同体位血压都是不同的,体位的改变也可能对下肢静脉压产生影响。站立时静脉压力高于平卧。

(4)骨骼肌的压迫功能:当肌腱紧缩时,可使静脉内的血流挤压至心肌,当肌腱舒张时,静脉内压力减小,促进了微静脉和毛细血管内的鲜血流入静脉,使静脉更加充盈。

(5)腹腔压力:妊娠期、长时间咳嗽、长期便秘等都可能引起腹压增高,同时下肢静脉的血液回流受影响,静脉压也会升高。

6. 导致下肢深静脉血栓形成的危险因素有哪些?

(1)长时间躺卧、外伤或骨折、大型手术术后、怀孕、生育及乘车时间过长,以及久坐、长时间蹲着等原因均可能引起血液流动速率减慢、淤滞,进而引起深静脉血栓的产生。

(2)严重外伤以及大面积烧伤、长时间口服避孕措施药物、各种恶性肿瘤等都可使血液出现高凝状态,从而促进了深静脉血栓的生成。

(3)静脉机械性损伤(如静脉局部受到挫伤、撕裂、骨折碎片刺伤)、生化性损伤（如静脉注射输入大量的浓度较高葡萄糖、各种有刺激度的抗生素、防癌药物及造影剂等）、感染性损伤（如细菌血性病毒感染）都可以造成静脉壁损伤，最终形成血栓。

（4）其他原因：经过临床观察和长时间的科研探索发现，还有一些其他原因与血栓形成有密切联系，如老龄、肥胖以及抗活化蛋白C、血型等。

7. 血栓形成后的变化有哪些？

（1）进展：下肢深静脉血栓形成后，不但会向近侧扩展和远侧繁衍继发血栓，还会逐渐与血管壁发生黏连，激发静脉壁和静脉周围炎症反应。

（2）机化：静脉管腔细胞向血栓内生长的肉芽组织，将血栓逐渐溶解、吸收的过程。通常血栓形成后1～2天即开始机化，3～4天就可将血栓较为牢固地黏附于血管壁上。较大的血栓，一般需要2周以后方可完全机化。此时机化的血栓与血管壁紧密地融合，不再有脱落的危险。血栓形成后1～2天是溶栓最佳时机，此时积极治疗可以将血栓对血管的损伤减到最低。

（3）再管化：在血栓机化过程中，由于血栓发生收缩产生裂隙，或血栓与静脉管壁之间出现空隙，形成一个或数个管腔，从而使部分血流得以重新回流。静脉血栓形成后5～12周可发生广泛性再管化，在机化和再管化的过程中，静脉瓣膜遭到破坏而丧失正常功能，导致血液逆流。

8. 什么是易栓症？

部分患者特别容易复发下肢深静脉血栓及肺栓塞血栓等，有的甚至高达8～9次，考虑是否为易栓症。当人体因基因突变、肿瘤或者其他外界因素导致血液中的凝血机制过度活跃或缺陷，就会使血管发生血栓的风险显著上升，进而发生此病。

二、下肢深静脉血栓形成的认识

1. 深静脉血栓是怎么形成的?

深静脉血栓是指血栓栓塞在深静脉,静脉回流发生障碍导致一系列临床症状的发生。血栓中主要成分有不溶性的纤维蛋白以及沉淀的血小板等。血栓的形成与血液流通缓慢、静脉壁产生破损以及血液高凝滞状态相关。

静脉血栓的形成多数与血液运行缓慢、血液高凝有关。血流呈高凝状态,引起人体血液黏度的上升,使人体血液流速降低,血小板大量积聚,纤维蛋白沉积,同时多种凝血因子的增加也可能加剧血流的凝结。血流迅速凝固,进而产生血栓。如果得不到有效治疗与管理,则多数会发展为血栓并产生后遗症,影响患者的生活品质;另外,部分病例可以引起肺栓塞,危及生命。

2. 下肢深静脉血栓形成的发病率是多少?

在全球平均年发病率为0.15%。统计资料表明:约有5%的人一生中会患有深静脉血栓形成。目前,深静脉血栓形成被公认为当前现代医学中治疗难度高而又可能威胁生命的一种常见疾病。

3. 下肢深静脉血栓形成的好发人群有哪些?

高龄、肥胖、久坐或长期卧床、吸烟和静脉曲张等都是下肢深静脉血栓形成的原因。

(1)年龄增加:随着年龄的增加,各脏器功能减退,静脉瓣膜功用也会减弱,易发生血流淤滞,血浆流动减慢,血栓的出现概率增大。

(2)体重过高:肥胖人群比正常体型的人更容易产生高代谢产物,使身体内的血液容易形成高凝状态,继而产生血栓。

（3）久坐久卧：长时间坐着或者长时间卧床的人，血流容易淤积。平时可以多活动下肢，可进行踮脚、翘脚等运动。

（4）吸烟：因为香烟里富含尼古丁和焦油等危害化工产物，既破坏人体的抗凝系统也会破坏毛细血管内皮，而这些化工产物都可能形成血栓。

（5）静脉曲张：由于静脉曲张很容易造成毛细血管里的血液凝滞，加大了血栓生成的概率。因此，建议患者穿上弹力袜，避免这种情况的发生。

4. 中医如何认识下肢深静脉血栓形成的病因病机？

下肢深静脉血栓形成的中医病名为"股肿"。久坐或久卧伤气，而"气为血之帅"，故气伤则血液行之不畅，气血津液滞留脉络之中；同时不节的饮食习惯，以及平素过食油腻、辛辣食品，阻滞脾运化功能，湿热内生，湿热和瘀血相互搏结，血脉瘀阻而不通，不通则痛；血脉瘀阻，水液外溢，聚集于皮肉之间，化生为湿；血瘀滞留脉中，淤而化热。所以股肿多与气滞、血瘀、湿热相关。

5. 下肢深静脉血栓形成患者的患肢有哪些表现？

下肢深静脉血栓的最典型症状是单侧肢体突然肿大；患肢疼痛剧烈，走路时加重，同时患者在出现静脉栓塞的地方也有压痛。症状轻微的患者仅会感到患肢沉重，站立后沉重感加剧，平卧或抬高患肢略有缓解。

下肢深静脉血栓形成的患者往往伴有相应的后遗症，如患者在长期站立或行走时肢体会有沉重、坠胀感，容易疲乏，当卧床休息或把患肢抬起后，症状就会减轻甚至消失。长此以往，下肢的肌肤逐渐缺乏营养，出现弹性变差、肌肤失去光泽、肌肤局部有色素沉着及肌肤发痒等症状，甚至小腿在经受轻微的外伤后，皮肤发生长时间不愈的溃疡。为患者带来极大的负担，需要重视预防并发症的发生（图2-1）。

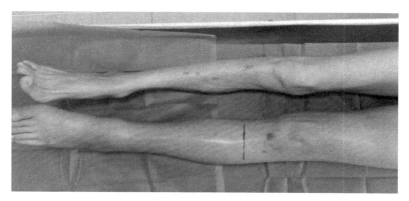

图2-1　下肢深静脉血栓的患肢

6. 下肢深静脉血栓如何分型?

下肢深静脉血栓患者最常表现为下肢的肿胀,可根据这一临床表现对分型进行简单的鉴别。根据血栓所处部位的不同,肿胀部位也有差异。中央型血栓形成的患者,全患侧肢体水肿突出;周围型血栓形成的患者,水肿通常只局限在小腿;而混合型静脉血栓形成的患者,全下肢均可能发生水肿。血栓若起于髂-股静脉,则早期即发生大腿肿。若开始于小腿静脉,并逐步延伸至髂-股静脉,则首先发生小腿肿,然后再累及大腿。

7. 什么是股白肿?

股白肿是由于下肢深静脉血栓形成迅速而广泛,下肢水肿在数小时内就达到最高程度,肿胀严重,张力很高。表现为全下肢的肿胀、皮肤苍白及皮下小静脉扩张。

8. 什么是股青肿?

股青肿发生概率较低,病情严重,预后较差。当下肢深静脉及分支广泛性血栓形成时,下肢静脉回流严重障碍,静脉压力极高,对下肢动脉造成压迫，肢体动脉强烈痉挛，导致肢体供血不足，患肢表现为广泛肿大、胀痛，皮肤呈暗紫色。此时若不能及时改善血液循环，易出现坏死，需要进行手术干预。

9. 下肢深静脉血栓形成的分期？

下肢深静脉血栓形成大多分为急性期与后遗症期。血栓急性期包括血栓的形成与再通的时期，也是溶栓、取栓的最佳时机，早期治疗可以减少对血管的损伤；血栓形成后遗症期包括后期闭塞、狭窄或再通，静脉瓣膜因血栓的影响而被破坏，静脉内血液回流发生阻碍或倒流，患者往往会伴有肿胀、静脉曲张、淤积性皮炎等。

在急性期（3周之内）到后遗症（约半年或数年）之间，在这个阶段血管急性期反应已经过去，但静脉回流仍未得到缓解，甚至有可能进一步加重。李令根教授将这段时期称为迁延期，认为此期是治疗中的一个消极阶段，容易受到忽视，无法接受积极的治疗，导致后遗症期症状加重，需要进行中医药的干预治疗。

10. 中医如何对下肢深静脉血栓形成辨证分型？

临床辨证将下肢深静脉血栓形成分为三型。

（1）湿热下注型：患肢肿胀、胀痛、压痛明显，皮肤颜色暗红而热，浅静脉扩张，按之凹陷。伴发热，口渴不欲饮，小便短赤，大便秘结。舌质红，苔黄腻，脉滑数。此型多属下肢深静脉血栓形成急性期。

（2）血瘀湿阻型：患肢肿胀、疼痛较重，皮肤颜色暗红，浅静脉扩张，活动后症状加重。舌质暗红，有瘀斑、瘀点，苔白腻，脉沉细或沉涩。相当于下肢深静脉血栓形成迁延期。

（3）脾虚湿盛型：患肢肿胀，沉重胀痛，朝轻暮重，伴腰酸畏寒，疲乏无力，不欲饮食；患肢皮肤颜色暗褐，溃疡经久不愈，肉芽灰白，脓水清稀。舌质淡胖，苔薄白，脉沉细。相当于下肢深静脉血栓形成后遗症阶段。

11. 下肢深静脉血栓形成易与哪些疾病相混淆?

患肢水肿、胀痛、皮肤色暗红、皮温高、浅静脉扩张或曲张是急性下肢深静脉血栓形成的常见临床表现,易与以下疾病相混淆。

(1)静脉性疾病:原发性下肢深静脉瓣膜功能不全、单纯下肢静脉曲张。静脉曲张只是表现为浅表的血管扩张,两者的静脉瓣膜有损伤,但下肢深静脉血栓形成不一定有静脉瓣膜的损伤,如果深静脉血栓形成没有得到及时的治疗,可以导致后期的静脉曲张,同时下肢静脉曲张没有治疗,任由其发展,也可能发生血栓。

(2)下肢淋巴性疾病:下肢淋巴水肿、丹毒。丹毒也有发病迅速、肢体肿胀的情况,但丹毒常伴有发热、皮肤发红、皮温高等症状。

(3)动脉性疾病:常见的有急性肢体动脉栓塞。急性动脉栓塞也有单侧下肢突发疼痛的表现,但肢体不会发生肿胀,同时又有脚和腿部发凉、麻木等表现。

(4)下肢水肿:心、肾等功能不全或低蛋白血症所致的下肢水肿。这类疾病导致的下肢水肿不伴有皮肤发红、皮温高的表现,会有一些基础疾病,经过检查即可鉴别。

(5)其他疾病:小腿肌纤维组织炎、小腿肌腱血肿、跟腱断裂等,这些疾病都有受过外伤的情况,局部疼痛剧烈,同时小腿尤其踝部皮肤有瘀血。

12. 下肢深静脉血栓形成的预后如何?

一般经过早期干预及溶栓治疗,患者预后较好,但静脉瓣膜会因血栓形成造成不可修复的损伤,患者往往在疾病发生后的一段时间出现肿胀、酸痛、淤积性皮炎和静脉曲张等症状。

统计资料显示,临床中因下肢深静脉血栓发生致死性肺栓塞的概率较低,约为5%。但大范围的、高位下肢深静脉血栓发生致死性肺栓塞、血栓后综合征的概率较高,如果没有得到及时治疗,致死率高达70%以上。

13. 下肢深静脉血栓形成一定会出现后遗症吗？

并非所有的下肢深静脉血栓形成患者都会遗留后遗症。部分患者病情较轻、血栓局限，若能及时得以治疗，加上自身纤溶系统作用和血流的冲刷，血栓可能消融吸收或依靠侧肢代偿，预后较好，可不遗留后遗症。

但若患病后治疗不及时，血栓迅速蔓延进展，或在主干深静脉形成大面积的血栓时，血栓在机化过程中，损伤破坏静脉结构广泛，导致静脉逆流，可造成患者长期下肢深静脉功能不全，影响生活质量。若发生股青肿，则预后不佳。

14. 深静脉血栓形成的微创和无创检查有哪些？

深静脉血栓形成的微创和无创检查方法主要包括超声多普勒流速和频谱检查、彩色超声多普勒检查、应变容积描记法检查、红外线热像图检查、磁共振静脉检查、X线检查和放射性核素检查等。以上检查方法结合患者临床表现可帮助判断病情。

三、下肢深静脉血栓形成常见并发症

1. 下肢深静脉血栓形成的并发症有哪些？

（1）肺栓塞：小块血栓引起的肺栓塞可能没有明显的临床症状，但大或次大块肺栓塞则可能发生胸痛、呼吸困难、咯血、昏迷和窒息等临床表现，甚至猝死，需要引起极大的重视。

（2）下腔静脉阻塞综合征：两侧的下肢静脉回流都会经过下腔静脉，两侧下肢、腰背部和下腹部均会因其阻塞发生水肿，腹壁甚至胸壁都会出现静脉曲张。

（3）下肢深静脉血栓形成后综合征：下肢深静脉血栓形成导致静脉瓣

膜受损，数月或数年后，患肢反复出现疼痛、肿胀、浅静脉扩张甚至溃疡（如皮肤湿疹）及色素沉着等临床表现，严重影响患者生存质量。

2. 下肢深静脉血栓形成为什么会引发静脉曲张？

继发形成下肢静脉曲张的原因是血栓形成后阻塞深静脉管腔，导致血液回流受阻，出现静脉血液反流现象，即深静脉血液反流至浅静脉，浅静脉回流量较之前增加，负荷加重会致使浅静脉血管形态发生畸形改变。具体表现为下肢浅静脉迂曲、扩张、隆起。此外，患肢还会出现水肿、酸痛或感觉发沉、发胀等临床症状。

3. 下肢深静脉血栓形成患者患肢皮肤有什么改变？

（1）疾病早期：肢体肿胀，但皮肤颜色基本没有改变。

（2）静脉阻塞比较严重时，患肢皮肤呈红色或青紫色。

（3）下肢深静脉血栓形成后：患肢皮肤可表现缺氧、淤血，皮肤发生营养障碍，小腿足靴区是皮损的好发部位。皮肤可出现变硬变脆、萎缩、增厚、干燥脱屑、色素沉着和有渗液等症状。

4. 为什么下肢深静脉血栓形成会有淤积性皮炎的并发症？

静脉压力增高、静脉淤血、毛细血管通透性随之增加，血管壁变薄，纤维蛋白原渗出后可形成管周纤维蛋白鞘，影响氧气及营养物质运输，导致局部营养状态不良，皮肤组织抵抗与修复能力下降。反复搔抓和摩擦会引起组织的损伤及反复感染，导致下肢皮肤组织的异常（图2-2）。

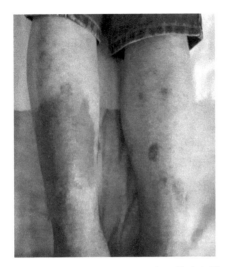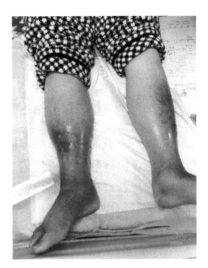

图2-2　下肢深静脉血栓形成并发的淤积性皮炎

5. 为什么部分肺栓塞患者没有症状?

肺栓塞引起的病理生理变化取决于以下几点。

（1）栓子的大小和嵌塞部位。

（2）肺动脉高压所引起的血流动力学改变。

（3）自主性反射的强度。

（4）心肺本身的功能：当引起肺栓塞的栓子较小时，仅堵塞肺动脉远端的小分支，不会明显影响肺的血流，所以肺栓塞患者常因无临床症状或症状轻微而被忽视，需要进行严密监测。

6. 下肢深静脉血栓形成都会出现肢体变黑吗?

临床中可见部分患者出现患肢肢体变黑、脱屑，但并非所有下肢深静脉血栓形成患者的患肢都会变黑。若患有下肢深静脉血栓形成，但没有及时进行合理治疗，则下肢深静脉血栓不能在短期内消融吸收，静脉血液回流受阻，深静脉瓣膜受到破坏，肢体静脉系统长期处于高压淤滞状态。

长期的静脉高压除导致肢体肿胀、浅静脉迂曲扩张外，局部皮肤的微循环也发生障碍，引起毛细血管扩张和毛细血管周围炎及通透性增加，血管内的红细胞等成分渗出到组织间隙，红细胞中的血红蛋白逐渐代谢为含铁血黄素沉积于皮肤中，使皮肤出现黑褐色样的色素沉着。

因此，形成下肢深部静脉血栓后，应及时到正规医院进行治疗，治疗越早，并发症越少。

7. 下肢深静脉血栓形成为什么会导致小腿顽固性溃疡？

下肢深静脉血栓形成后期往往会遗留静脉瓣膜功能不全。由于深静脉瓣膜、交通支静脉瓣膜遭受破坏，导致小腿静脉高压继而使皮下毛细血管周围的纤维蛋白沉积，形成氧和其他营养物质的弥散屏障，此为静脉性溃疡的主要病理基础，同时血液纤溶活性降低也使得患者清除纤维蛋白的能力减退。在上述两种因素的共同作用下，小腿皮肤营养状况不断恶化，最终形成溃疡。这种溃疡经久难愈或反复发作，故又称为小腿顽固性溃疡。

四、下肢深静脉血栓形成的治疗

1. 下肢深静脉血栓形成的治疗方法有哪些？

下肢深静脉血栓的常规治疗强调早期治疗，早期治疗能够减少血栓对血管的损伤，减轻后续的并发症。主要治疗方法有抗凝治疗、溶栓治疗、手术治疗等，综合评估患者出血风险，治疗措施遵循个体化原则，早期清除血栓，中后期缓解症状，改善生活质量，减少严重并发症的发生。

中药汤剂治疗可以根据本病的不同阶段、症候的表现不同，在中医基础理论指导下辨证论治，具体分析患者的情况，因人制宜，随症加减，灵活变通地使用药物，从而制定针对患者的个性化定制方案。可用的中医外治法包括溻渍、封包、熏洗等方式，可以明显缓解肿胀、疼痛、瘙痒等症状。目前，中西医结合治疗已成为主推的治疗手段之一。

2. 治疗过程中用药应注意什么?

（1）纤维蛋白原：用药期间应监测纤维蛋白原，避免降到1g/L以下。

（2）出血并发症：用药期间注意有无出血并发症的发生，如皮肤、黏膜出血，消化道出血，眼底出血，脑出血等。

（3）降纤维蛋白药物：注意用药过程中有无降纤维蛋白药物的药物反应和变态反应。

（4）抗凝药物：应用抗凝药物时注意个体差异，遵循个体化原则，防止过量或不足。

（5）监测凝血功能：用药期间应监测凝血功能，如凝血酶原时间、活化部分凝血活酶时间、国际标准化比率等，可根据结果调整用量；口服抗凝药的凝血功能检测在用药的第一周每日检测1次，根据结果及时调整药物用量，指标达标后每1～2周检测1次。

3. 什么是熏洗疗法?

熏洗疗法是把煎煮好的中药倒入盆中，趁热在皮肤或患部上熏洗、淋洗和浸浴的一种治疗方式。熏法疗法可分为溻渍法、淋洗法、熏洗法和热罨法等类型。在皮肤或患部上熏洗，通过温热和药物的相互作用，达到调和气血、疏通经络、清热消炎、软坚散结，调节身体功能，改善局部营养，达到改善病情的目的。

4. 下肢深静脉血栓形成患者都可以熏洗吗?

在下肢深静脉血栓形成急性期不宜应用熏洗疗法，以免挤压患肢发生肺栓塞。在下肢深静脉血栓形成亚急性期和后遗症期时，应根据病情的不同，采取不同的熏洗方药。

（1）下肢深静脉血栓形成后期可出现淤血状态，表现为肢体肿胀、沉重、胀痛，皮肤色素沉着纤维性硬化，或肢体有硬结，当症状不易消退时，可选用活血消肿洗药、活血止痛散等。

（2）下肢深静脉血栓形成后综合征并发瘀血炎症溃疡继发感染，局部红肿热痛，或发生疼痛性硬结，可采用硝矾洗药解毒洗药等。

（3）下肢深静脉血栓形成后综合征并发溃疡，经久不愈，创面肉芽晦暗、色淡，可采用溃疡洗药等。

（4）下肢深静脉血栓形成后综合征并发色素沉着、脱屑、瘙痒和渗液等湿疹样皮炎表现，可采用燥湿洗药等。

5. 怎样选择医用循序减压弹力袜的尺寸、型号和款式？

因为下肢深静脉血栓形成治疗后往往会导致静脉管腔不可逆转的损伤，导致下肢静脉曲张或淤积性皮炎等疾病，故在日常生活中也需要注意防护，患者可穿戴弹力袜维持治疗效果。正规弹力袜尺码多样，需要患者配合，谨慎挑选合适的弹力袜以便达到最佳的舒适程度与治疗效果。

（1）长度选择：如果患者只是小腿的深静脉血栓形成，表现为小腿粗肿，选择穿中筒弹力袜即可；如果患者为中央型和混合型深静脉血栓，表现为整个肢体水肿、粗大，需要穿长筒的或者连裤型弹力袜。

（2）尺码选择：选择弹力袜时必须严格测量腿部周径方可取得满意疗效。具体测量部位包括踝部最细处周长、小腿肚最粗处周长及大腿最粗处周长，患者可根据尺寸以确定适合的袜子，连裤袜还需提供身高和体重。

（3）款式选择：根据患者的美观需要，分为男式和女式，女式可有不同颜色的选择，根据季节不同也可选择不同的厚度。

6. 哪些下肢深静脉血栓形成患者不适合穿弹力袜？

（1）急性期：患者不能使用弹力袜，防止血栓随血液上行。

（2）急性血栓性浅静脉炎和溃疡感染：患者不适合使用弹力袜，应在急性炎症得到控制后再使用。

7. 下肢深静脉血栓形成最佳治疗时期是什么？

下肢深静脉血栓最佳的治疗时间是越早越好，最晚不要超过血栓的急性期。血栓形成3天后，血栓会开始收缩、脱水，质地变硬，并与静脉壁发生黏连，造成损伤。

整个血栓发生机化的时间在两周左右，手术取栓和药物溶栓都无法达到最佳治疗效果。因此无论是采取手术治疗还是服用药物，都需要在血栓发生后的48～72小时内完成，才能达到最佳治疗效果。

8. 哪些下肢深静脉血栓形成患者需行开放手术？

治疗下肢深静脉血栓形成一般不需手术治疗，但在以下情况可考虑手术。

（1）血栓局限在髂静脉、股静脉或腘静脉，形成时间在48小时以内的可施行取栓术。

（2）深静脉血栓形成急性期过后，肢体仍有明显静脉回流障碍的临床表现，可采用旁路转流术。

（3）下肢深静脉血栓形成后血管完全再通，静脉瓣膜破坏致关闭不全，血液反流者可采取带瓣膜静脉段移植术、肌袢代瓣膜术、曲张浅静脉和交通支静脉结扎术。

9. 哪些下肢深静脉血栓形成患者不适合手术治疗？

（1）以静脉炎症为主的下肢深静脉血栓形成，腘静脉以下广泛性血栓或混合型深静脉血栓形成。

（2）腓肠肌静脉丛血栓。

（3）复发性血栓、脓毒症或肿瘤压迫导致的血栓。

（4）严重内脏疾患、身体极度虚弱、晚期肿瘤患者。

（5）下肢深静脉血栓形成病程在1年以内，原则上不实行旁路转流术。

（6）下肢深静脉血栓形成血管未再通者，不宜施行肌袢代瓣膜术、曲张静脉和交通支静脉结扎术。

10.　什么是微创手术疗法？

微创手术疗法确保疗效与诊断准确性的基础上，追求最小的切口路径、最少的组织损伤以及机体最小的应激反应。微创手术疗法具有术中出血少、术后疼痛轻、恢复快、创伤小、瘢痕细微或无瘢痕等优势。常用的治疗下肢深静脉血栓形成的微创手术包括导管溶栓术、深静脉血栓超声消融术、下腔静脉滤器置入术、经颈静脉髂股静脉血栓清除术、经皮静脉血栓清除术以及髂股静脉球囊扩张加支架成形术等。

五、下肢深静脉血栓形成预防与调护

1.　如何预防深静脉血栓形成？

（1）物理预防：如果患者长期卧床或下肢不可移动，可以使用物理方式进行预防。如空气加压按摩仪进行按摩治疗促进肢体的静脉血液回流，从而起到预防深静脉血栓形成的作用。也可应用弹力绷带、压力抗栓袜，必要时进行床上肢体训练，家属也可对患者下肢进行手法按摩，促进血液循环。但应注意的是，患者形成血栓时不可进行上述操作。

（2）药物预防：如果患者属于深静脉血栓形成的高危患者，可以使用药物进行预防，临床上常用的抗凝药物包括低分子肝素钠、依诺肝素钠等，或采用活血化瘀中药。在医师的指导下使用，能够很好地预防深静脉血栓形成。即使患者采取了这些预防措施，也需要观察患者的肢体有无出现肿胀、疼痛的情况。如果患者的肢体出现肿胀、疼痛，需要及时就医。

2. 下肢深静脉血栓形成患者注意事项有哪些？

（1）饮食：饮食宜清淡，多进食富含维生素、膳食纤维、低脂和低热量的食物，严格限制油腻、肥甘、辛辣的食物。

（2）情志：保持良好的心态和愉悦的心情，减少情绪波动造成气机不顺畅，以防静脉血栓的形成。

（3）体位：患者术后需尽早下地活动，适当垫高下肢，下肢进行主动运动、按摩小腿等活动均适合术后及长期卧床患者。此外，还应该鼓励患者多进行深呼吸及咳嗽动作，也有利于促进静脉回流。减少久站、久坐、久蹲的时间。避免气功、太极拳、举重等不适合慢性静脉疾病的运动。

（4）及时复查：对血液状态处于高凝或易栓塞的患者，建议服用抗凝药物，并且定期复查纤维蛋白原、血液流变学等指标，参考复查结果，选取合适的药物以高凝状态，预防深静脉血栓形成。

（5）其他：严格戒烟限酒，主动参加各种体育活动，严格控制体重，坚持穿戴压力抗栓袜，保持每日一次大便。

3. 下肢深静脉血栓形成并发小腿溃疡应如何护理？

下肢深静脉血栓形成后遗症阶段，往往并发小腿溃疡。并发小腿溃疡时，应适量活动，避免过劳、长时间下蹲位、垂腿坐及长时间站立等不适合慢性静脉性疾病的姿势。建议尽量卧床，并抬高患肢30°左右，以促进下肢静脉回流，从而减轻患肢肿胀。患者还应注意保持皮肤清洁，避免用刺激性较强洗护用品而加重病情。下地应穿着医用弹力袜，以促进下肢静脉回流。保护皮肤和血管。一旦皮肤出现溃疡，应及时专科就医，清创换药，有利于溃疡早日康复。

4. 下肢深静脉血栓形成并发淋巴水肿应如何护理？

下肢深静脉血栓形成在急性期或后遗症阶段，有些患者往往会并发肢体淋巴水肿，此时，除进行常规护理外，还应注意以下方面。

（1）保护肢体：注意卫生、保护皮肤。避免外伤，如烧伤、烫伤、尖锐物品刺伤及宠物抓伤。

（2）功能锻炼：在下肢深静脉血栓形成稳定期及后遗症阶段，穿着医用弹力袜，合理锻炼及散步。

（3）可采用循序压力治疗仪：后遗症阶段的患者可采用循序压力治疗仪治疗，预防或缓解淋巴水肿。

（4）按摩：每天进行向心性按摩，将患肢淋巴液顺流推向邻近的正常淋巴系统，能在很大程度上缓解淋巴水肿。患者出现淋巴水肿后应及时专科就诊，由医师评估患者病情后，决定是否进行按摩，以防止血栓脱落或组织损伤，引起其他并发症。

5. 急性期下肢深静脉血栓形成患者为什么需要卧床休息并抬高肢体？

急性期时，血栓与管墙壁结合不稳定，在静脉腔内呈漂浮状态，容易脱落，导致肺栓塞，表现为胸闷、胸痛、咯血和发热等；严重肺栓塞，可发生急性右心衰竭、急性肺水肿、休克和猝死等。因此，在急性期需卧床休息，抬高患肢20～30cm，使血栓紧紧黏附于静脉内膜，减轻局部疼痛，促使炎症消退，防止血栓脱落导致肺栓塞。另外，抬高患肢也利于静脉回流，从而减轻肿胀。

6. 下肢深静脉血栓形成患肢的病变情况应怎样观察？

一般应从以下几方面进行观察。

（1）肿胀：患肢是否肿胀及肿胀程度，其肿胀程度须依据卷尺精确测量，并与健侧下肢对照，每日测量位置应固定。

（2）压痛：患肢是否有压痛，一般在静脉血栓部位常有压痛，如小腿肌、腘窝、内收肌管及腹股沟下方股静脉处。

（3）皮肤颜色及温度：皮肤颜色、温度的改变包括患肢是否红肿、青紫或苍白，皮温是否升高或降低。

（4）皮肤营养状态：是否有皮肤的营养状态变化，如皮肤变薄、脱屑、萎缩、抓痕、色素沉着或糜烂以及苔藓样变等。

（5）水疱或血疱：患肢皮肤是否有水疱或血疱，其部位、数量、大小以及是否破溃等。

（6）静脉曲张：是否有浅静脉曲张，静脉曲张的部位。

7. 小腿深静脉血栓形成的体格检查有哪些?

霍夫曼征（Homan征）是针对下肢深静脉血栓形成患者常用的一种检查方法。操作时需要患者仰卧，下肢自然伸直，检查者用手握住患者足部，用力背屈而牵拉小腿腓肠肌，如下肢后方出现绳索样疼痛即Homan征阳性。

尼霍夫征（Neuhof征）也是下肢深静脉血栓形成患者常用的一种检查方法。检查时患者需仰卧屈膝，检查者用手指挤压患者腓肠肌（小腿肌），可发现增厚、浸润感或压痛者为阳性，二者均是下肢深静脉血栓形成常见的体征。

8. 霍夫曼征阳性一定是患了小腿深静脉血栓形成吗?

霍夫曼征阳性并不一定是小腿深静脉血栓形成，其他一些影响到腓肠肌和比目鱼肌的病变也可引起霍夫曼征阳性（如小腿软组织肿瘤、小腿血肿等），并且腓肠肌和比目鱼肌本身的病变（如炎症和肌肉撕裂伤等）也可引起霍夫曼征阳性。因此，当患者患肢没有发生明显的肿胀，小腿霍夫曼征阳性时应进行彩色多普勒超声检查，以确定是否为本病。

六、深静脉血栓形成常见问题解答

1. 小腿深静脉血栓会继续"长"吗？

小腿深静脉血栓形成后，若得到了及时的治疗，加上自身纤溶系统的作用和血流的冲刷，血管通常可以再通，对血管的影响也较小。但如果治疗不及时，血栓有可能向大的静脉血管蔓延，造成下肢较大范围的血栓。

2. 用热水泡脚有助于下肢深静脉血栓患者的康复吗？

急性期患者不建议热水泡脚，以免血栓脱落导致肺栓塞。泡脚最好在30分钟左右，因为长时间的肢体下垂，可以加重肢体水肿。此外，一定要注意泡脚的水温严格控制在37～41℃，伴有糖尿病的患者要注意防止烫伤。静脉曲张等慢性静脉疾病患者不建议热水泡脚，会越泡越严重、越泡越肿、越泡越痒。

3. 穿弹力袜可以预防下肢深静脉血栓形成吗？

穿弹力袜可以预防下肢深静脉血栓形成。此方法安全、简便，若配合其他措施，可以有效提高预防效果。但需要注意的是，弹力袜属于医疗器械，需要在医师的指导下应用，如下肢动脉硬化闭塞症、血栓性浅静脉炎的患者应慎用。需要注意的是，平常女性穿的高筒袜，尽管也有弹力，但其压力较低，没有阶梯压差，达不到静脉回流的生理功能，因此并不能预防深静脉血栓形成。

4. 小腿疼痛都是小腿深静脉血栓形成吗？

小腿疼痛应当警惕小腿发生深静脉血栓，但需要注意的是，其他疾病也可以引起小腿疼痛，如小腿肌劳损、急性小腿肌纤维组织炎跟腱断裂、小腿深静脉破裂出血、急性小腿动脉血栓形成或栓塞以及小腿血栓性浅静脉炎等。医师可通过临床表现和血管彩超明确区分相关的疾病。

5. 为什么深静脉血栓多见于左下肢？

一般左下肢深静脉血栓的发病率高于对侧，这是由左髂静脉的解剖、血流位置所决定。在左髂静脉的前方有右髂动脉的骑跨，后方有腰椎凸起，二者挤压左髂静脉，容易造成不同程度的狭窄，提高左侧下肢深静脉血栓发生率。

6. 上肢也会出现深静脉血栓吗？

会。手臂的体位改变或猛烈活动可以造成血管受压或损伤，最终导致血栓形成，又称"受挫性"静脉血栓形成。部分患者也可因诊断、治疗过程中的静脉置管、静脉造影和静脉输入刺激性药物导致深部血管受损，形成血栓。心力衰竭、妊娠、凝血和纤溶功能障碍等疾病、癌肿、第1肋骨或锁骨骨折等因素也可引起上肢深静脉血栓形成。

7. 深静脉血栓会截肢吗？

下肢深静脉血栓形成不会导致截肢，但严重的急性下肢深静脉血栓形成患者由于大量的静脉血栓滞留在下肢，组织会发生严重的水肿并压迫动脉和神经。病情非常凶险，临床诊断和治疗如不及时，就会出现静脉性坏疽，同时会伴有高热、休克等全身症状。这种情况会导致截肢，甚至死亡的严重后果。

8. 深静脉血栓可以治好吗？

下肢深静脉血栓是否能治愈，需根据其发病情况来看，如果是急性期，并且得到了正确的治疗，是可以治愈的。但如果不能够及时治疗，血栓不能够完全溶解，一般都会出现后遗症，肢体活动以后会出现酸、沉、困、胀等症状。

9. 为什么急性小腿深静脉血栓形成容易误诊？

小腿深静脉血栓形成患者往往被误诊为急性小腿肌纤维炎等疾病，尤其是小腿肌静脉丛血栓形成者。究其原因主要是形成的血栓仅局限在小腿肌层的小静脉内，部分患者表现为小腿的疼痛、肿胀，往往未引起患者重视而延误了治疗的最佳时间。直到病情发展，整个下肢出现粗大、水肿、疼痛，才被重视。因此，当小腿发生疼痛，一定要到大医院的专科就诊，以免误诊或漏诊，造成不必要的痛苦。

10. 下肢深静脉血栓形成患者为什么有的"腿肿"有的"腿不肿"？

由于血栓堵塞下肢深静脉的位置和影响静脉系统的程度不同，所以其临床表现亦有所不同。周围型深静脉血栓形成患者，因为血栓堵塞小腿肌静脉丛或局限的小腿深静脉，对静脉回流影响较小，患肢往往水肿不明显。而中央型或混合型的下肢深静脉血栓形成患者，因为血栓堵塞了下肢的主干静脉，严重影响了血液的回流，水肿极为明显，易于发现。

11. 深静脉血栓形成影响行走吗？

会。间歇性跛行指行走一段固定距离或固定时间便会因不适而停止行走，休息后可继续行走相同的距离或时间，包括动脉缺血性跛行、静脉性跛行和神经源性跛行。动脉缺血性跛行多见于下肢供血不足相关疾病，神经源性跛行则见于椎管狭窄症等疾病。而静脉性跛行常见于慢性静脉功能不全或深静脉血栓形成后遗症患者，表现为行走后下肢酸胀沉重，停下休息后，患肢酸胀沉重不能缓解，需平卧后抬高患肢才能缓解症状，常伴有下肢水肿、色素沉着、浅静脉扩张或曲张等。

12. 下肢深静脉血栓形成能自愈吗?

下肢深静脉血栓形成不能自愈，虽然血栓的形成可以激活患者自身的纤溶和抗凝系统，促使血栓发生崩解、液化，但机体自身产生的这些溶栓及抗凝物质远远无法达到治疗的要求。此外，下肢深静脉的瓣膜再通的过程中会受到不同程度的破坏，导致血液反流，引起静脉反流性疾病的发生。

13. 下肢深静脉血栓形成患者都需要放置下腔静脉器吗?

目前，针对下腔静脉滤器放置的指征仍有争论。研究显示，放置滤器患者随着时间的延长，深静脉血形成复发概率越高。大多数学者认为，不推荐大多数下肢深静脉血栓形成患者常规放置下腔静脉滤器，但是对于一些特殊类型的患者，如不能接受抗凝治疗、有并发症或者在充分抗凝治疗的情况下，建议血栓栓塞反复发作的患者放置下腔静脉滤器，以预防和减少下肢深静脉血栓形成患者发生肺栓塞。

14. 放置下腔静脉滤器还会得肺栓塞吗?

下腔静脉滤器并不能完全防止肺栓塞的发生。一般情况下，下腔静脉滤器可以阻拦大部分下肢深静脉脱落的血栓，以此预防肺栓塞的发生。但是，滤器无法阻拦脱落的较小血栓，一些小的血栓仍然可以进入循环系统，导致肺栓塞的发生。

15. 下肢深静脉血栓形成患者需要终身服用药物吗？

一般情况下，患者经早期系统的治疗后，若病情稳定，患肢无明显水肿、酸胀等症状就不必再服药治疗。但若遗留有轻度下肢深静脉瓣膜功能不全的表现（如患肢水肿，晨轻暮重等），可以长期穿医用弹力治疗袜或外缠弹力绷带，不必再服药物。如果患者深静脉血栓形成反复发作，疑似易栓症或伴有恶性肿瘤者，则需终身应用活血化瘀中药或抗凝药，以预防血栓的再次形成。

16. 为什么久坐患下肢深静脉血栓形成的风险加倍？

战争期间大量人群患上致命性血栓，是因为人们为躲避空袭，不得不常常在防空洞中久坐而导致的。现在，办公室工作及长时间上网的久坐一族已经成为下肢深静脉血栓形成的高危人群，每天固定同一个坐姿3小时以上的人，患下肢深静脉血栓形成的风险是其他人群的2倍。建议此类人群可做一些腿部和脚部运动（如反复屈曲关节等），除此之外，还可以定时离开座位，四处走走以活动身体，只有这样才能预防下肢深静脉血栓形成。

（贾　振）

第三章
血栓闭塞性脉管炎

一、初识血栓闭塞性脉管炎

1. 什么是血栓闭塞性脉管炎？

血栓闭塞性脉管炎是指血管炎症导致中血管和小血管出现血栓、被阻塞，从而造成手脚缺血而产生疼痛，甚则手脚组织若长期处于缺血、缺氧状态会导致肢端溃烂、坏死、脱落的一种血管疾病。本病属于周期性、非化脓性炎症，且患者常伴有游走性浅静脉炎和/或雷诺现象。

2. 血栓闭塞性脉管炎的好发人群有哪些？

本病好发于青壮年，男性多见，女性罕见。北方发病多于南方，吸烟人群发病率高于非吸烟人群。

3. 血栓闭塞性脉管炎的高危因素有哪些？

（1）吸烟：吸烟可导致血管内皮损伤，临床发现本病患者多有吸烟史。

（2）寒冷刺激：北方寒冷地区多见，且寒冷季节发病率增加。

（3）性激素水平：95%以上患者为青壮年男性。

4. 血栓闭塞性脉管炎与季节相关吗？

有关。因为寒冷天气可引起血管收缩，而且临床研究表明，本病于北方寒冷地区多见，且寒冷季节发病率增加。

5. 血栓闭塞性脉管炎发病率高吗?

本病是一种周围血管常见疾病,且在世界各地均有发病,但寒冷地区发病率较其他地区高。

6. 血栓闭塞性脉管炎需要治疗吗?

需要。本病如果不及时治疗,患者肢端长期处于缺血状态,会引起肢端出现脱疽、坏死,若合并感染,可能引发毒血症而危及生命。

7. 血栓闭塞性脉管炎能自愈吗?

不能。本病一旦发病基本不能自愈,应尽早去医院进行系统治疗。

8. 血栓闭塞性脉管炎会危及生命吗?

本病一般不会危及生命,主要以患肢疼痛、发凉、皮肤色泽改变等为主要症状,但若长时间未经系统治疗,容易引发肢体坏疽,出现感染,进而引发高热、谵语等全身毒血症状,可能会危及生命。

9. 血栓闭塞性脉管炎的特征性表现有哪些?

血栓闭塞性脉管炎特征性表现为反复发作的游走性浅静脉炎病史,血栓性浅静脉炎是指人体浅表静脉出现血栓性炎症所导致的疾病。临床表现包括沿静脉走行的部位出现红、肿、热、痛,并伴有条索或硬结节,触及条索部分患者自觉疼痛。该病男性可发病,女性也可发病,且多发于青年和壮年患者。该病主要发生于四肢,也有少数病例呈游走性发作。

二、血栓闭塞性脉管炎的病因病机

1. 血栓闭塞性脉管炎的病因有哪些?

血栓闭塞性脉管炎病因目前尚不明确,但可归纳为两个方面。

(1)外在因素:主要有抽烟、较为寒冷与潮湿的生活环境、慢性损伤和感染。

(2)内在因素:主要与自身免疫功能紊乱、性激素和前列腺素失调以及遗传因素有关。其中,直接或间接吸烟是本病发病的重要因素。

2. 血栓闭塞性脉管炎的发病机制有哪些?

(1)免疫:现代研究发现,本病发病与自身免疫密切相关。

(2)吸烟:吸烟可导致血管内皮损伤,临床发现本病患者多有吸烟史。

(3)寒冷刺激:本病北方寒冷地区多见,且寒冷季节发病率增加。

(4)性激素水平:本病患者95%以上为青壮年男性。

(5)遗传因素:临床研究发现,本病有家族性发病表现。

3. 中医如何认识血栓闭塞性脉管炎形成的病因病机?

本病中医属"脉痹""脱疽"范畴,在中医学认知中,该病的病因为情志内伤、肝肾不足、脾气不健和寒湿侵袭等。

本病的基本病机是气血凝滞,经脉阻塞,由于脾肾阳气不充,气血虚亏或肝肾阴虚,在外则由于烟毒及寒湿损伤。病理产物有瘀血、痰饮、寒浊及热毒。不能养护四末,复受寒气之邪,则气血产生凝滞,经脉出现阻塞;脾虚则生湿酿痰,痰湿重浊黏腻,损伤阳气,阻遏气机,致血运失其畅达;气血不足,则血行无力致血脉瘀阻。血脉出现瘀阻,气血精微难以抵达手脚,四肢手脚气血不足,难以濡养则出现皮肉枯槁,坏死脱落。故中医认为，本病的主要病机为气血凝滞，经脉阻塞。

三、血栓闭塞性脉管炎的临床表现

1. 血栓闭塞性脉管炎的患者有哪些表现？

（1）患肢怕冷，皮肤温度降低，苍白或发绀。

（2）患肢感觉异常及疼痛，即间歇性跛行或静息痛。

（3）长期慢性缺血导致组织营养障碍改变，严重缺血者，患肢末端出现缺血性溃疡或坏疽。

（4）患肢的远侧动脉搏动减弱或消失。

（5）发病前或发病过程中，出现复发性游走性浅静脉炎。

2. 如何对血栓闭塞性脉管炎进行临床分期？

可按Fontaine分法为四期。

（1）1期：病肢无明显临床症状，或仅有麻木、发凉自觉症状，检查发现病肢皮肤温度较低，色泽较苍白，足背和/或胫后动脉搏动减弱；ABI＜0.9。但是，病肢已有局限性动脉狭窄病变。

（2）2期：以间歇性跛行为主要症状。根据最大间歇性跛行的距离分为：Ⅱa＞200m，Ⅱb＜200m；患肢皮温降低、苍白更明显，可伴有皮肤干燥、脱屑、趾（指）甲变形、小腿肌萎缩；足背和/或胫后动脉搏动消失；下肢动脉狭窄的程度与范围较1期严重，肢体依靠侧支代偿而保持存活。

（3）3期：以静息痛为主要症状。疼痛剧烈且持续，夜间更甚，迫使患者辗转或屈膝护足而坐，或借助肢体下垂以求减轻疼痛。除2期所有症状加重外，趾（指）腹色泽暗红，可伴有肢体远侧水肿。动脉狭窄广泛且严重，侧支循环已不能代偿静息时的血供，组织濒临坏死。

（4）4期：症状继续加重，病肢除静息痛外，出现趾（指）端发黑、干瘪、坏疽或缺血性溃疡；如果继发感染，干性坏疽转为湿性坏疽，出现发热、烦躁等全身毒血症状；病变动脉完全闭塞，ABI＜0.4，侧支循环所提供的血流已不能维持组织存活。

3. 血栓闭塞性脉管炎为什么会发生坏疽？

本病患者由于血管出现闭塞，引起肢端缺血，导致肢端供养不足，若肢端长期处于缺血状态，则会出现发黑、坏疽等症状。

4. 肢体疼痛都是血供不好引起的吗？

不是。肢体疼痛可能由血供不好引起，也可能是非血管性疾病（如严重的贫血、甲亢等），或扁平足等需要矫形的外科疾病，或出现肌肉、神经病变亦可引起肢体疼痛。

5. 静息性疼痛的原因有哪些？

静息性疼痛的主要原因是缺血性神经炎和缺血性营养障碍。缺血性神经炎主要表现为肢体静息时疼痛，夜间加重，难以入睡，且抬高患肢疼痛加重，下垂患肢疼痛减轻；缺血性神经障碍，主要发病在即将或已经形成坏疽或溃疡时，是由于正常和坏死组织交界处的感觉神经受到刺激导致。

四、血栓闭塞性脉管炎的并发症

1. 血栓闭塞性血管炎会出现哪些并发症？

血栓闭塞性血管炎患者发病初期一般仅有下肢乏力、走路酸胀不适，或肢端发凉、怕冷等症状，若得不到及时治疗，病情会不断恶化，血管长期处于痉挛状态，影响对血管的滋养，造成血管壁相对缺血，继而出现很多并发症。

（1）游走性血栓性浅静脉炎：患者沿静脉走行的部位出现发红、肿、热、痛，并伴有条索或硬结节，触及条索部分患者自觉疼痛。

（2）雷诺综合征：患者在肢体受到寒冷、情绪刺激的情况下，手指或脚趾末端会依次出现苍白、发绀、潮红的三联征情况，继而出现发凉、麻木等症状。

（3）缺血性神经炎：患者肢端出现刺痛、灼烧感、蚁爬感等神经刺激症状。

（4）肢端组织缺血：若肢端组织缺血严重，可产生溃疡或坏疽；若并发局部感染，可出现毒血症。

2. 什么是雷诺综合征？

雷诺综合征是临床的一组症候群，在肢体受凉、情绪激动、震动诱发的情况下，手指或脚趾末端会依次出现苍白、发绀、潮红的三联征情况。在上述诱发因素作用下，肢端末梢动脉出现痉挛，短时间内出现肢端供血不足甚至中断、肢端苍白的现象。在缺氧诱导因子作用下，局部扩张，血液淤滞，导致出现发绀。随着淤滞状态消退，就会出现潮红。因受情绪刺激和寒冷发病时，继而可出现肢端发凉、怕冷、麻木和酸痛等雷诺综合征的症状。

3. 血栓闭塞性血管炎患者为什么会出现毒血症？

血栓闭塞性血管炎如果不及时治疗，就会出现血管闭塞、炎症，从而引起全身炎症性反应，由细菌所产生的毒素或其他毒素一旦进入血液循环，就可能出现发热、畏寒、烦躁等全身中毒的现象，即毒血症。

4. 血栓闭塞性血管炎患者为什么会出现坏疽或溃疡？

血栓闭塞性血管炎患者后期常发生溃疡或坏疽。两者可单发，也可同时存在。该病多有诱发因素，如失治、误治、外伤等。症状多发于足大蹈趾或小趾，由趾端、趾甲旁或趾缝开始，然后逐渐发展。

5. 血栓闭塞性血管炎患者出现坏疽时的表现有哪些？

（1）局部体征：坏死组织出现脱水、干瘪、萎缩。如果伴有感染，缺血部位可出现肿胀、有分泌物等（图3-1）。

（2）全身症状：血栓闭塞性血管炎坏疽患者，因极度疼痛，呈痛苦面容，常抱膝而坐，呻吟不止，彻夜不眠。若并发感染，可有不同程度的发热、精神差、饮食减少。全身感染症状严重的患者，可见高热、寒战、头晕、呕吐、嗜睡和谵语等一系列神经系统不良表现。

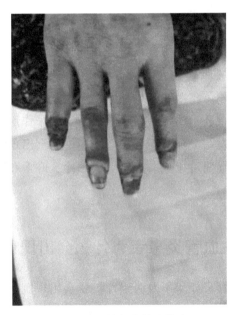

图3-1　血栓闭塞性血管炎

6. 血栓闭塞性血管炎患者晚期严重并发症有哪些？

（1）随着病情逐渐加重，可以造成肢体溃疡、坏死、坏疽，当毒素不断进入人体，会造成毒血症、菌血症，甚至感染性休克等，从而导致肝肾衰竭。

（2）脉管炎会导致相应脏器的血管闭塞（如肾动脉狭窄、闭塞），可以造成肾功能改变，严重的可导致肾衰竭，最后死亡。

（3）有些脉管炎发生在颅内血管，可以造成颈动脉的狭窄、闭塞，甚至局部产生血栓，而导致大面积的脑梗死。此外，当严重的脉管炎累及到多脏器、多个肢体时，可能会造成多脏器衰竭，甚至死亡。

五、血栓闭塞性脉管炎的检查

1. 血栓闭塞性脉管炎的体格检查有哪些？

（1）检查足背动脉、胫后动脉，桡动脉和尺动脉的搏动有没有减弱。

（2）观察跛行距离，以及步行后多久会出现疼痛，跛行可以分为3级：轻度的间歇性跛行，可以行走距离500米以上；中度的间歇性跛行，可以行走300～500米；重度的间歇性跛行，可以走300米以下。

（3）测量皮温，比较局部皮温是否降低。

（4）解张试验：行腰椎或硬膜外阻滞麻醉，以阻滞腰交感神经，然后用皮肤测温计在下肢同一位置对比麻醉前后温度的变化。一般麻醉后温度升高越明显，痉挛因素所占比重越高；如果温度变化不明显，则说明病变严重，血管已发生闭塞。

（5）肢体运动试验：血栓闭塞性脉管炎患肢剧烈活动后，肢体运侧呈苍白，由于运动时血液重新分布，流入运动的肌肉中，以致皮肤血流减少，乳头下层静脉丛血液排空，故皮肤呈苍白色。

2. 血栓闭塞性脉管炎的特殊检查有哪些？

（1）连续波多普勒超声：血栓闭塞性脉管炎在超声检测中结果是多变的。①描记仪及示波器上动脉搏动幅度降低，测定值如为正常平均值的1/3以下或为患者本人健侧肢体测定值的2/3以下，可定为动脉搏动值降低。②显示或描记的波形中往往只呈单峰波，缺乏第2、3峰。③在病变严重导致管腔完全闭塞时，仪器测不到搏动曲线而呈一直线。④监听器中搏动声降低或消失，在狭窄的部位，常可测到流速增快，而狭窄段的远端则较正常缓慢；新型的实时多普勒超声显像血流测定复合仪可显示病变动脉的形态，并可直接读出血管直径和血液流速等。

（2）ABI：即踝压（踝部胫前或胫后动脉收缩压）与同侧肱动脉压之比。ABI常不小于1.0。在血栓闭塞性脉管炎患者中，ABI常小于1.0。不同的ABI可反映病变的轻重程度。间歇性跛行的患者，其平均ABI为0.59，有静息痛的血栓闭塞性脉管炎患者，ABI在0.25左右，有缺血性坏疽的患者，ABI甚至可降至0.05左右。

（3）磁共振或CT血管成像：这是目前临床首选影像学的检测方法，可以在整体上显示患肢动脉病变的部位以及狭窄的程度。

（4）数字减影血管造影：可以动态地观察患肢动脉的病变情况，也可以显示出病变血管周围侧支循环的情况。

六、血栓闭塞性脉管炎鉴别诊断

1. 血栓闭塞性脉管炎的鉴别诊断有哪些？

由于血栓闭塞性脉管炎在临床中往往与其他动脉缺血性疾病相混淆，部分疾病起病急，进展迅速，预后差，需要进行早期鉴别。常表现为患肢怕冷而且皮肤的温度降低、发白或者发绀。患肢可能会疼痛，严重时患肢末端会出现溃疡或者坏疽。患肢的远侧动脉，搏动会减弱甚至消失。大多发病前会有复发性的游走性浅静脉炎。

2. 与下肢动脉硬化闭塞症如何鉴别？

下肢动脉硬化闭塞症也是慢性下肢缺血的临床表现。但本病主要发生于中老年男性且患者多伴有高血压、冠心病等基础疾病，治疗时需要治疗基础疾病；没有游走性浅静脉炎病史。

患者因下肢动脉硬化导致动脉内中膜增厚、斑块形成造成动脉管腔狭窄或闭塞而引起供血肢体血供不足，从而引起一系列临床症状。

3. 与急性动脉栓塞如何鉴别？

与心脏房颤导致栓子栓塞、血管病变导致血栓形成、外伤导致脂肪栓塞等原因相关。

患者常突然发病，在短期内血管栓塞部位以下会出现剧烈疼痛、颜色苍白、感觉麻木和运动障碍等特征性症状。疾病发展迅速，需要紧急就医，根据症状进行溶栓或取栓治疗，否则将面临组织坏死，甚至截肢的风险。

4. 与多发性大动脉炎如何鉴别？

多发性大动脉炎病变部位多发生在主动脉一级的分支开口，影响的一般是大血管，很少累及肢体的中小型动脉。若发生在头面部则表现为头晕、昏厥、视力障碍等，若发生在上肢则表现为手指凉、无力、无脉。

5. 与糖尿病性足坏疽如何鉴别？

（1）既往有糖尿病病史。

（2）化验提示血糖、尿糖升高。

（3）肢体坏死常发生在足趾的末端，且糖尿病足病更容易发生感染。

6. 与雷诺病如何鉴别？

多因寒冷等刺激诱发起病，会累及手、足末梢循环。一般表现为阵发性的手、足末端发凉和皮肤发白，甚至会出现疼痛，温暖后可以缓解。

七、血栓闭塞性脉管炎的治疗

1. 中医如何治疗血栓闭塞性脉管炎？

中医治疗本病分为内治法和外治法。内治法根据本病不同阶段以及症候的表现不同，应用不同的中医理论进行辨证论治。内治法主要以口服汤剂为主要的治疗方法，根据患者的临床表现，灵活组方，实现个体化治疗。

（1）阴寒型

1）主证：主要见于早期患者肢体缺血尚不严重，肢体没有溃疡和坏疽。

2）治法：温经活血，散寒通络。

（2）血瘀型

1）主证：患肢足部紫红，足趾或足底有瘀斑，患肢呈持续性、固定性的肿胀、疼痛，活动时加重。舌质紫暗，苔薄白，脉沉涩。

2）治法：疏经通络，活血散瘀。

（3）湿热下注型

1）主证：患肢发凉的程度比较轻，行走时沉胀感加重，足部潮红或发紫、肿胀，舌质红，苔滑腻，脉弦数。

2）治法：清热去湿，活血散瘀。

（4）热毒型

1）主证：患肢剧痛，可发生坏疽或者溃疡，局部会红肿伴有灼热感，脓液多味臭伴有全身发热等。舌红绛，苔黄腻，脉滑数或弦数。

2）治法：清热解毒，活血凉血。

（5）气血两虚型

1）主证：患者体弱，消瘦无力，皮肤干燥、脱屑，趾甲增厚，创面经久不愈，舌质淡白，薄白，脉沉细无力。

2）治法：补气养血，调和营卫。

2. 中医外治法如何治疗血栓闭塞性脉管炎？

中医外治法范围广泛，一定要在医师指导下进行。

主要是指熏洗疗法，是利用中药的煎汤，趁热在患部进行熏蒸或浸浴的一种治疗方法。具体应用如下。

（1）清热解毒，消肿止痛：主要适用于血栓闭塞性脉管炎出现了溃疡或有肢体感染、脓液多、有恶臭，但感染已经局限稳定的患者；或有末节干性坏疽并伴有局部红肿的患者。

（2）活血祛瘀，温阳散寒：主要用于早期及恢复期血栓闭塞性脉管炎缺血不严重或者血栓闭塞性脉管炎伴有患肢沉胀、酸痛、关节伸屈不利。

（3）清热燥湿，收敛止痒：主要用于血栓闭塞性脉管炎合并足癣的患者。

3. 如何用针灸疗法治疗血栓闭塞性脉管炎？

血栓闭塞性脉管炎主要是有"血瘀证"的表现，通过针刺可以缓解血栓闭塞性脉管炎患肢的疼痛，缓解其缺血症状，促进创口的愈合，强壮患者体质。研究证实，针灸作用于神经－体液调节，缓解血管痉挛状态，恢复组织供血，减轻疼痛。

（1）体针：①下肢取穴，下肢病症在跗趾，取足太阴脾经、足厥阴肝经和胫神经分支经过的大冲、太白穴；病症在第二、第三趾，取足阳明胃经和胫前神经分支经过的解溪、陷谷穴；病症在第四、第五趾，取足少阳胆经、足太阳膀胱经与腓肠神经分支经过的昆仑，地五会穴。②上肢取穴，原则相同，一般取曲池、内关、合谷透后溪。

（2）耳针：主穴取用原则包括①热穴，是主穴，位于对耳轮，上端，上下脚交叉处稍下方。②交感耳穴，此穴有舒张心血管作用。③肾皮质下耳穴，有调节和增强神经血管功能。④内分泌耳穴，有消炎和抗过敏作用。配穴可取肺、肝、脾耳穴，相应部位耳穴（膝、踝、肘、腕等）。

4. 穴位注射治疗血栓闭塞性脉管炎的方法有哪些？

可以取曲池、内关、外关、足三里、阳陵泉和三阴交等穴位，将药物注于其中，以起到发挥药物的作用，并且又有针刺的双重效果，来疏经活血，相比较普通的针刺法会更有效。

5. 现代医学治疗血栓闭塞性脉管炎的方法有哪些？

主要以扩张血管、解除血管痉挛、改善血供为治疗目的。

（1）高压氧：可以提高血氧分压以及增加血氧的张力，增加血氧的弥散，提高组织的氧储备而改善组织局部缺氧。

（2）超声波疗法：调节血管的功能，改善局部的血液循环。

（3）手术治疗：①单纯的坏死组织清除术：适用于局部的感染已经基本控制；有坏疽继发感染从而发生了化脓性腱鞘炎，导致不易控制者。②趾（指）部分的切除缝合术：适用于局限在趾（指）部的干性的坏疽，但没有超过近节趾（指）骨的根部，局部没有明显的炎症。③植皮术：适用于创口过于大，自行愈合的时间过于长，创面上面的肉芽组织新鲜，缺血已有改善者。

6. 疼痛如何处理？

疼痛可引起内分泌系统、神经系统、循环系统、凝血系统和免疫功能等多方面的异常，且在临床中严重影响患者生活治疗。目前，虽然有多种针对疼痛的治疗方式，但寻求低风险、低副作用、高疗效的治疗方法，仍是重要的治疗课题。目前常用的治疗选择包括：

（1）1%普鲁卡因静脉滴注。

（2）动脉注射改善肢体血运药。

（3）穴位封闭或神经阻滞麻醉。

（4）股动脉注射皮质激素。

（5）硬膜外插管连续注药阻滞。

（6）神经压榨术（Smith Wick手术）。

（7）给予镇静、止痛剂。

（8）针灸治疗。

（9）推拿疗法。

7. 血栓闭塞性脉管炎伴坏疽如何治疗？

（1）血栓闭塞性血管炎患者出现干性坏疽：对干性坏疽，可以用酒精棉球来擦拭局部后，再用无菌纱布包扎。干性坏疽一定要保持干燥，不要湿敷，待分界线清晰后及时手术，以去除坏死组织。

（2）血栓闭塞性血管炎患者出现湿性坏疽：对湿性坏疽，一定要做好清洁换药，防止有腐蚀性的或刺激性的药粉外搭创面。对于腐烂的坏死组织一定要及时清除；对于没有腐烂的坏死组织，不要剪除，以防止组织肿胀，加重感染和坏疽，对脓液比较多的创口一定要每天换药2次，对脓液比较少的创口要每天换药1次。

8. 什么症状提示好转？

肢体缺血趋于好转或明显好转，表现溃疡缩小或愈合。坏疽分界明显，疼痛缓解或消失。抗寒能力增强，皮温升高，皮肤颜色改善，跛行距离延长等，提示症状好转。

9. 什么症状提示症状加重？

（1）肢体缺血有进行性或突然加重，组织坏疽频发，溃疡和坏疽范围扩大，静息痛加剧。

（2）游走性浅静脉炎是此病特点，发生率为60%。

（3）如动脉病变发生在近体表处，局部有炎症反应。

（4）非创性的血管检查多发现动脉同时存在高位闭塞和肢体血流量减少，血液高凝和免疫学检测阳性率高。

八、血栓闭塞性脉管炎如何预防和护理

1. 血栓闭塞性脉管炎如何预防？

血栓闭塞性脉管炎的发病与外伤寒湿、情绪波动、吸烟等多种因素有关，因而要重视生活及饮食调理，加强身体抗病能力，预防本病发生。

2. 血栓闭塞性脉管炎如何护理？

（1）生活调理：注意穿着宽松保暖的衣着鞋袜，保持患肢清洁、干燥，戒烟。

（2）饮食调理：饮食宜清淡，忌辛辣、生冷。注意饮食的适时适量、有序有节，食性一定不要过偏，人体对饮食的消化和吸收，主要是靠脾胃来完成的，进食要有定量，饥饱一定适中，那么脾胃就可以承受。一日三餐，早饭需要精，午饭可以吃得较饱，但晚饭一定要吃得少，每天按照规律的时间饮食，有利于消化和吸收，这样人体就可以及时地得到营养供应，以保证各种生理活动进行。

（3）精神调理：患者由于长期剧烈疼痛以及疾病的折磨，心理上有极大的负担，要认真地对待，增加患者战胜疾病的决心和毅力。

3. 吸烟的危害有哪些？

吸烟与本病的发生发展有着密切的关系。烟草中含有尼古丁，它可引起小血管痉挛而产生血管损害。吸烟可以使交感神经兴奋，肾上腺素、去甲肾上腺素和5-羟色胺等血管活性物质增多，引起血管痉挛和损伤内皮细胞，烟雾中的一氧化碳与血红蛋白有亲和力，从而降低血液的携氧能力，低氧血症又会加重内皮细胞的损伤，有利于血栓形成。

4. 每日饮酒可以改善症状吗?

酒精对机体的影响是多方面的，长期大量饮酒可出现糖耐量减低、营养不良、酒精性肝炎、肝硬化及多种器官损害，并产生酒精依赖性、成瘾性，还可以阻止一些降糖药的分解、代谢，干扰体内糖、脂肪、蛋白质的代谢，因此不推荐患者饮酒。

5. 什么时候应该治疗?

应在病情的早期阶段，有患肢麻木、发凉、怕冷和酸胀表现，随之出现间歇性跛行，检查时可见患肢皮温稍低，色泽较苍白，足背和/或胫后动脉搏动减弱，可反复出现游走性血栓性浅静脉炎等症状，及时去医院治疗。

6. 运动有哪些注意事项?

患者在日常生活中应保持规律且持续的运动习惯，以提高自身免疫力。推荐患者以慢跑、骑自行车、健身操等运动方式进行锻炼，亦可根据自身喜好选择运动方式。但需注意坚持，并且短暂的剧烈运动并不利于身体健康，长期坚持有氧运动，对身体免疫力的提高才有帮助。运动时间可选择在早晨9～10点或下午4～6点，运动强度以身体微微出汗且不感到疲劳为主。

（贾　振）

第四章
丹　　毒

一、淋巴系统

1. 什么是淋巴系统？

淋巴系统是人体的重要防卫体系，与心血管系统密切相关。淋巴系统的分布与血液循环系统类似，是一个形态如网状的液体系统。淋巴系统由淋巴组织、淋巴管道及淋巴器官共同组成。淋巴组织包括淋巴细胞、巨噬细胞等，淋巴器官包括淋巴结、脾、胸腺和腭扁桃体等器官，其中脾脏是最大的淋巴器官，可以过滤血液，去除衰老的细胞。

2. 淋巴组织的基本功能有哪些？

（1）协助液体回流：体液、组织液进入毛细淋巴管内成为淋巴液、组织液进入毛细淋巴管内成为淋巴液，经淋巴管流入血液循环，因此可以认为淋巴系是静脉系的补充装置。一旦某处淋巴管阻塞，就会引起其远侧部位的组织液淤积，产生局部组织水肿。

（2）运输、滤过淋巴液：位于小肠的淋巴系统可以发挥吸收和运输脂肪的任务，呈乳白色，故称乳糜液。

（3）产生淋巴细胞：淋巴结及其他淋巴器官可以产生淋巴细胞，这些细胞可以直接经淋巴管进入淋巴系统。

（4）参与免疫防御：淋巴结可以清除进入机体的异物及细菌，与脾、胸腺等淋巴器官一起参与机体的免疫功能，构成身体重要的防御系统。

二、认识丹毒

1. 什么是丹毒？

丹毒又称急性网状淋巴管炎，是因乙型溶血性链球菌侵入皮肤而引起的急性感染性炎症。临床中以下肢、颜面部、胸腹部多见。丹毒多是由于皮肤表面皲裂、溃疡，或脚气，或洗澡时搓澡导致的皮肤破损。该病容易复发，痊愈后往往在发病部位遗留有色素沉着。

临床表现起病急骤，局部病变皮肤忽然变红、颜色如涂丹；手指按压后可以褪色，抬起后恢复如常；有灼热感、焮热疼痛、触痛；红肿部位边界清楚、边界略高于周围正常皮肤；迅速向外周扩大，中央皮损部位的红色慢慢消退、脱屑，颜色转为棕黄色；在查体的时候常可触及邻近的淋巴结肿大、疼痛。部分患者会早期出现寒战、高热、头痛等全身症状。部分症状严重的丹毒患者的皮损表面可出现水疱、瘀斑、坏死等。实验室检查可见白细胞、中性粒细胞、C反应蛋白升高（图4-1）。

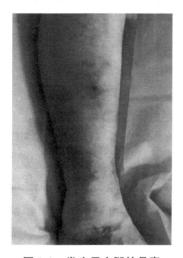

图4-1　发生于小腿的丹毒

2. 中医如何认识丹毒?

丹毒的中医病名也称为"丹毒"，《素问·至真要大论》记载，"少阳司天，客胜则丹胗外发，及为丹、疮疡"。此后众多医家详细记载丹毒的分类及病因病机。根据发病部位不同而分为不同的类型，头面者称为"抱头火丹"，发于躯干者称为"丹毒"，发于两腿者称为"腿游风"，发于胫踝者称为"流火"。

中医普遍认同本病多与湿热相关，患者血分有热或火毒侵犯肌肤，或因破伤染毒有关；若患者兼受湿邪困扰，郁蒸血分，则疾病经常复发，缠绵不愈。所以在治疗中不论内治、外治多应用清热利湿，凉血解毒药物。

3. 丹毒的危险因素有哪些？

（1）年龄：目前，临床观察发现老年人丹毒发病率有上升趋势，是因为他们的局部血液循环功能差，更易造成渗出液长时间积聚，从而引起丹毒反复发作，甚至造成溃疡和坏疽而转变为重症丹毒，严重影响患者的生活质量。新生儿断脐后护理失当，且小儿形气未充，感受到外来湿热邪气，诱发丹毒，多发病于腿部、臀部，即"赤游丹"。

（2）肥胖：过于肥胖的患者足部易多汗、潮湿，易使足癣滋生，导致全部与局部抵抗能力降低，致使细菌从糜烂伤口处入侵，增加下肢丹毒发生风险。

（3）慢性疾病：如慢性下肢溃疡、静脉功能不全、慢性淋巴水肿、糖尿病等因素，导致下肢皮肤抵抗能力降低，易于发病。

（4）妊娠期：妊娠晚期特殊的生理变化，导致血液处于高凝状态，增大的子宫压迫下腔静脉使血流受阻，下肢静脉管壁扩张；肾上腺皮质激素分泌增加，皮肤弹力增大，使皮肤黏膜弹力纤维断裂，妊娠期下肢组织水肿及脂肪堆积，使皮肤黏膜抵抗力下降；此外，部分患者处于免疫抑制状态，也易受外来细菌的侵扰。

（5）其他：肿瘤患者手术淋巴结清扫、外伤、痛风等因素；其他因素还包括喜食荤腥辛辣、吸烟等。

4. 丹毒的发病因素有哪些？

（1）皮肤外伤、溃疡及皮炎湿疹：经搔抓后，皮肤屏障破坏，各种病原体，尤其是链球菌及葡萄球菌，通过皮肤微小破损入侵皮肤网状淋巴管系统，出现红肿热痛症状。

（2）真菌感染：引起局部菌群失调，细菌过度增殖生长，病情极易反复发作甚至出现复杂难治性丹毒。

（3）肿瘤：患者压迫静脉导致静脉回流受阻，血液淤积在下肢不但会导致局部组织细胞缺血、缺氧，还会引起皮肤组织慢性水肿，加上外伤致局部解剖学改变，皮肤屏障完整性破坏，淋巴通道回流受损，肿瘤患者抵抗力下降，细菌入侵，常造成丹毒反复发作。

5. 中医学对丹毒发生机理认识如何？

中医对丹毒的看法，一般认为血分有伏火是该病的内因，而火毒湿热侵袭为该病的外因，多于皮肤黏膜破损时邪毒趁隙侵入而诱发。内有血热，外受热毒，两热相搏，故发病较急，突然发冷发烧，皮肤红肿。湿热较重者，熏蒸肌肤而见有水疱、渗液；毒热较重者，则见高烧不退，或毒热入里而见神昏、谵语等症。发于头面者，多兼有风热或毒热较盛；发于胁下腰胯者，多兼夹肝火，发于下肢者，多夹有湿热。治疗药物往往以清热利湿，凉血解毒为重。

6. 丹毒的病机转化与皮损变化的关系？

丹毒的病机转化结果，取决于内外邪毒与人体正气相争、彼消此长的病程变化。丹毒的预后大多比较好，经疏风、清热、解毒、凉血、利湿等中医内治与外治干预后，全身症状基本可以消失，皮损明显缩小，皮温恢复正常。

若人体正气渐虚、素体虚弱、老年体衰、小儿形气未充不能抗邪，可生他变，如热毒内则壮热不退，热陷心包则神昏谵语，热毒蕴于肌肤发为血泡，皮损色红鲜艳，湿邪郁结腠理形成水疱、大疱，甚者热盛肉腐，皮肤坏死溃烂，此均为逆证，难治。流火因脾经内蕴湿热复感湿热外邪，湿热下注于下肢，病程缠绵难愈，且易复发，若反复发作，湿邪蕴结下肢，形成"象皮腿"。

三、丹毒临床表现

1. 丹毒常见的临床症状有哪些？

（1）全身症状：丹毒刚开始一般表现为全身症状，常常表现为发热、寒战、头痛、恶心呕吐等全身不适症状。1天左右体温就可高达39～40℃，病情较重可出现谵语、烦躁等。

（2）局部症状：病变部位灼热感较重，局部疼痛不明显，皮肤色如涂丹，指压可褪色，松开手指会恢复红色，边界清楚，略凸出于皮肤表面，向四周蔓延较快，同时中心颜色变暗并伴有脱屑，一般1周左右可消退。反复发作可引起淋巴水肿。颜面部丹毒通常疼痛比较明显，可表现为蝴蝶状红斑。

2. 丹毒好发于哪些部位？

丹毒可发生于任何部位，但常见于小腿、颜面部；临床上多数发生于小腿部位；婴儿多发生于腹部，且常表现为游走性。

（1）发生于头面部者：若因鼻部破损导致者，首见于鼻额，其次肿于眼部，进而导致两眼睑肿胀而影响视物；若因耳部破损导致发病者，首见于耳周，其次肿于头角；若因头皮破损导致者，首见于头额部，其次肿于脑后。

（2）发生于腿胫部者：常常因为趾间皮肤破损造成，首先肿于小腿，然后蔓延至大腿，病情迁延不愈，常因反复发作，皮肤可出现粗糙增厚，大脚风常由下肢肿胀造成。

（3）新生儿丹毒：呈现游走性，常伴有皮肤坏死，有严重的全身症状。

3. 丹毒依据皮损程度的分类？

丹毒依据皮损及病程演变，可分为五类。

（1）水疱型、脓疱型和大疱型丹毒，在红斑的基础上并发水疱、大疱或脓疱者。

（2）坏疽型丹毒：深达皮下组织的炎症，可导致坏疽（皮肤）者。

（3）游走型丹毒：一边消退一边扩大的皮损，呈岛状扩散。

（4）复发型丹毒：丹毒反复发作者。

（5）象皮肿：皮肤淋巴管受阻源于下肢丹毒反复发作，导致淋巴回流受阻，进而造成皮下组织肥厚，久而久之形成象皮肿。

4. 丹毒发生在面部是什么原因？

耳朵具有自我清洁的能力，如经常抠挖，不但会引起外耳道的损伤，导致一系列耳部疾病的发生，还会引起头面部丹毒的发生。不良的掏耳朵和挖鼻习惯，还容易引起皮肤表面出现外伤，局部细菌的大量繁殖会引起面部的软组织感染，从而可能会出现寒战、高热、局部会出现红、肿、热痛，局部皮肤温度升高等一系列的丹毒症状。

四、丹毒诊断与鉴别

1. 丹毒的诊断要点有哪些？

（1）临床症状：皮疹出现前，患者常有畏寒、发热等全身不适，体温可以达到38～40℃，然后出现患部大片的水肿性红斑，表面紧张，灼热，迅速向四周扩大，皮损部位自觉灼痛，沿引流淋巴管区域可出现大片红斑，局部淋巴结肿大和压痛。

（2）血常规：当体温升高的时候，血中白细胞总数增多，中性粒细胞计数增多明显。

（3）血沉：细胞沉降率增加。

2. 丹毒常需要与哪些疾病相鉴别?

皮肤出现红肿是丹毒的特征性表现,但临床中许多疾病均可表现类似症状,需加以鉴别,及时就医,以免延误病情。

(1)急性蜂窝织炎:早期一般表现为红肿,颜色暗红,中央显著并隆起,边缘界限不清,质地发硬且坚实,疼痛以持续性胀痛为主。中期有化脓表现,触及可有波动感,化脓时可表现为跳痛,后期可有溃破。丹毒刚开始一般表现为全身症状,常常表现为发热、寒战、头痛、恶心、呕吐等全身症状。1天左右体温就可高达39～40℃,病情较重者可出现谵语、烦躁等,局部很少化脓。根据以上特点,两者不难鉴别。

(2)接触性皮炎:一般以肿胀、丘疹、水疱等皮损为主,病变区域局部皮温高、瘙痒,全身症状发生率较低,常有过敏物质接触史丹毒局部疼痛不明显,皮肤色如涂丹,指压可褪色,松开手指会恢复红色,边界清楚,略凸出于皮肤表面,向四周蔓延较快,同时中心颜色变暗并伴有脱屑,一般1周左右可消退。颜面部丹毒通常疼痛比较明显,可表现为蝴蝶状红斑,疼痛不明显,灼热感较重,首先以全身症状为表现。根据以上特点,两者不难鉴别。

(3)类丹毒:手部为其多发部位,发病与患者职业有关,病变区域较小、发展慢,症状表现不重,无明显全身症状。下肢与面部是丹毒的好发部位,一般先出现远端皮肤病变或黏膜病变,起病急,病变可迅速向四周蔓延,全身炎症反应明显。根据以上特点,两者不难鉴别。

(4)血栓性浅静脉炎:常有下肢静脉曲张病史,患肢的条索样肿块通常沿浅静脉走行,肿块及周围有红、肿、热、痛表现,肢体活动受到阻碍,全身反应不明显,彩超检查可见患肢浅静脉有血栓形成。丹毒大多常先有病变远端皮肤或黏膜的某种病损,病变部位红肿不沿静脉走行,可向外周扩展,肢体活动一般不受限,全身炎症反应明显。本病需及时抗炎溶栓。

五、丹毒的并发症

1. 哪类人群患丹毒后更容易出现并发症？

　　并不是所有的丹毒患者都会出现或轻或重的并发症，只有少数患者才会出现并发症，比如没有及时就医治疗而耽误最佳治疗时间的、身体免疫力低或本身基础疾病较多的患者会出现并发症。

2. 丹毒的并发症有哪些？

　　（1）下肢丹毒未能得到及时、正确的治疗，会导致患病时间长、迁延难愈、反复复发，造成丹毒感染的致病菌会进入下肢的淋巴管，导致淋巴管运行不畅通的情况出现，逐渐造成的慢性淋巴水肿，即象皮肿（图4-2）。

　　象皮肿最初为凹陷性水肿，之后的肌肤角质层和深层皮下组织就会开始增生，汗腺、皮脂腺等受到了损伤，肌肤会变得粗糙、发干、发硬，导致皮肤组织增生肥厚，日积月累后会产生象皮肿。重度水肿型的患者会发生皮下增厚，表面过度角化，皮下组织异常增生，大量纤维化而造成的肢体病变组织表面坚硬似象皮。

　　（2）败血症：患者平素身体状况较差，丹毒皮损处的致病菌有可能通过血液进入循环系统，细菌大量的繁殖会产生大量毒素，从而引发败血症的发生，甚至危及患者生命。

　　（3）肾脏损伤：丹毒患者体内溶血性链球菌处于活动状态，可侵犯肾脏，可对肾功能造成一定程度的损害（多为轻度损害），及早治疗与监测可避免丹毒对肾脏造成伤害。

　　（4）坏疽：部分患者平素体质较差，伴有慢性肝病、糖尿病、营养不良等基础疾病，或酗酒、吸烟等不良嗜好，导致抵抗疾病能力下降。若此时皮肤因外伤而破损，细菌则可通过皮肤、黏膜的伤口侵入，病灶深，可引起皮下组织坏疽，称为坏疽性丹毒。皮损特点为皮损处红肿，中间为黑褐色痂，疼痛极为剧烈，待痂皮脱落后可有脓液流出，暴露坏死组织，该并发症的预后往往较差。

（5）水疱：约在丹毒发病后2～3天，突然起大疱，形似烫伤，继则流出黄色黏液，甚至局部发黑，疼痛难忍，以皮肤局部出现水肿性红斑、水疱、自觉灼热疼痛、甚至高热为主要表现。

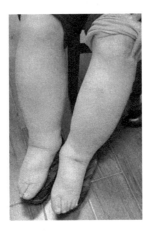

图4-2　象皮肿

3. 丹毒并发坏疽的原因有哪些?

（1）皮肤出现了破损后，未能接受及时且有效地进行处理，很容易造成伤口感染。各种致病菌会通过伤口进入皮下，造成丹毒反复发作与恶化，最终导致坏疽的发生。

（2）下肢慢性血管疾病，或导致下肢肌肤组织缺血缺氧，或导致血液与代谢废物淤积，皮肤的抵抗能力下降，皮肤出现慢性的营养不良，导致在患有丹毒时易伴发坏疽。

（3）丹毒患者治疗之后，未遵医嘱进行休息。长时间的劳累，不但容易造成患者的抵抗能力降低，而且长时间的站立，不利于促进血液循环，也容易造成皮肤出现疼痛、瘙痒的症状，所以会加大疾病的复发概率。

（4）患者在患有丹毒时未能注意清洁，夏季涉水或冬季用力清洁皮肤，容易导致坏疽。

（5）中医认为伴发坏疽的原因，不外乎邪毒反复侵袭人体组织，致余邪留恋血分不去，日久熏蒸皮肉，导致肌肤皮肉腐败溃烂。

六、丹毒的治疗

1. 丹毒的治疗方法有哪些？

（1）一般治疗：隔离患者，防止感染，卧床休息，多饮水，应给以流食，并予以高坡卧位（如下肢罹患可抬高下肢）。

（2）对症治疗：积极治疗足癣，以防复发；高热时行头颈部冷敷；不能正常进食时，输液维持体液平衡和营养；呼吸急促时给氧或辅助通气等；由中耳炎继发的耳部丹毒及鼻炎继发的颜面丹毒，应给予相应的治疗。此外，对产气性皮下蜂窝织炎患者，必须采取隔离治疗措施。

（3）抗生素治疗：要尽早使用抗生素，以控制感染灶。抗生素首选青霉素，肌内注射或静脉点滴，持续用药2周左右，对青霉素过敏者可选用红霉素或氧氟沙星等。症状可有明显好转。

（4）中医中药疗法：中医内治法以凉血清热、解毒化瘀为基本原则。发于头面者，需兼散风清火；发于胸腹腰胯者，需兼清肝泄脾；发于下肢者，需兼利湿清热。

在内服的同时，应结合外敷、熏洗、砭镰等外治法。中医外治法治疗丹毒疗效确切，可予金黄膏、全蝎膏等外敷，或应用清热祛湿、凉血解毒药物湿敷，如黑龙江中医药大学附属第一医院周围血管病科的自制药银黄洗剂外敷，将干净纱布用银黄洗剂打湿，根据患处情况，选择合适的纱条厚度，湿敷于患处，此外还可用砭镰放血配合拔火罐（适用于下肢）。针对丹毒的治疗治疗手段比较多样，经过早期、科学、系统的治疗均可达到理想的疗效，万万不可拖延病情或使用所谓的"小偏方"。

2. 丹毒中医治疗的优势有哪些？

西医使用大剂量抗菌药物可有效控制复发性丹毒，但需要维持较长时间以取得完全效果，临床治疗周期常持续数周甚至数月，尽管抗生素级别也越用越高，剂量也不断加重，但下肢红肿症状仍得不到缓解，患者苦不堪言。

此外，很多患者在长期使用大剂量抗生素无效或副作用不能耐受等情况出现后，才会选择中医药治疗，其实无论在急性期，还是缓解期，中药的内服外用是治疗丹毒的非常有效的手段，且丹毒也是中医药在治疗感染类疾病领域中最有效的病种之一。

一般对于没有基础疾病、体质尚可的病患，即使伴有高热，使用中医单一的治疗方法也可治愈，免除了大量使用抗生素后的副作用，并能迅速缓解临床症状，缩短了病程，减轻了患者痛苦。

3. 疾病治疗的重点人群有哪些？

具有如下情况者预后较差，需要早期积极治疗，以防止疾病进一步加重，危及生命。

（1）高龄、体弱或患有糖尿病、白细胞减少症、低蛋白血症、结核、肿瘤等引起抵抗力低下疾病的患者。

（2）全身症状严重，高热、寒战，出现意识障碍者。

（3）已患有或具有败血症及脓毒败血症倾向的重症患者。

（4）病变部位靠近重要血管、神经等，在外科切开时极易造成副损伤者，需防止致残及死亡病例的发生。

若患者经治疗后全身症状改善，局部皮损红、肿、热、痛症状减轻，实验室检查趋于正常，则提示治疗效果佳，预后好。

4. 丹毒的预后如何？

丹毒一般均为急性发作，预后比较良好，经过1周左右时间可消退，皮肤的颜色由鲜红转为暗红或棕黄色，继而脱屑，随后疾病痊愈。

病情严重或未重视疾病的护理，皮肤出现红斑的部位可能还会出现瘀点、瘀斑和水疱甚至是紫癜；患病部位化脓或者皮肤破损坏死；疾病反复发作，难以痊愈。

七、丹毒的护理

---

1. 当丹毒处于急性期时患者需谨记什么？

患者应保持绝对卧床休息，选取比较舒适放松的体位，避免患处的皮肤受到挤压、碰触摩擦，以免增加疼痛和皮肤破损。此外，还要把患肢抬高并且要限制不必要且剧烈的活动，但长期卧床会增加发生下肢深静脉血栓、压疮、肢体萎缩的可能性。因此，建议患者在床上自行地做一些下肢的屈伸活动，如自主完成较困难，可由患者的陪护帮助完成，可以从下到上进行轻柔（用指腹）按摩下肢，若患者病情较轻有自主活动的能力，可以在医生的指导下每天做少量的床边运动。

2. 丹毒患者在饮食方面应注意哪些？

（1）树立正确且健康的饮食观念：需要根据患者疾病和自身的身体情况及化验指标来制定合理的饮食方案。

（2）饮食需要清淡，避免太过油腻；用餐时间要规律，饮食需节制不可过量、过快；不宜吃刺激性的食物；可少量多餐，补足营养和水分，选择蛋白质和维生素丰富的食物、避免食用过硬不易消化的食物；多食水果、蔬菜，鼓励患者多饮水。

（3）控制血糖：如果糖尿病患者同时患有丹毒，应严格遵守糖尿病饮食；高血糖是细菌最好的培养基，血糖的控制可以帮助丹毒的恢复。

3. 丹毒患者出院后需要注意哪些？

（1）健康的生活习惯：出院后要保持健康生活状态，早睡早起，进行适当活动，不可突然剧烈运动，建议进行比较柔和的体育锻炼（如慢走、慢跑、打太极拳、练八段锦）。

（2）保持饮食健康、营养均衡：避免过度摄入油腻、生冷、辛辣食物。

（3）按时复查随访：在出院后要按时到医院进行复查，或与医生电话沟通随访，如出现病情出现反复要及时到医院接受治疗。

（4）自我保健，预防复发：如果缺乏自我保健意识和防病的意识，会导致本病容易复发，严格养成正确的个人卫生习惯，可以有效地防止丹毒再次发生感染。

（5）注意防水：避免下雨天蹚水，鞋袜湿后及时清洗更换。

4. 丹毒患者需要做哪些皮肤护理？

（1）患者因为患病后皮肤变得红肿灼痛，为了避免摩擦产生水疱和发生破溃，贴身衣物要选择布料舒适宽松且柔软的。

（2）皮肤需要保持干净干燥，在感觉皮肤发痒时，不能用手去抓挠要防止皮肤被抓破，避免再次感染。

（3）有足癣（脚气）的患者，需要按时检查足部，以免出现破损发现不及时，需要及时用药治疗足癣，以免加重或诱发丹毒。

5. 丹毒患者专科护理有哪些？

（1）患者应尽可能地卧床休息，防止将患病的下肢过度移动牵拉以及需要抬高（30°～40°），以帮助提高下肢的血液循环，使下肢血液更顺利地回流，减轻水肿。

（2）不可过度卧床、缺乏活动，部分患者长时间卧床，甚至"一动不动"会造成患者肢体变得僵硬不利于血液流通。建议可以每天在固定的时间点、固定的部位，对肢体的周径进行测量，并做好记录，以便更好地了解其肿胀改善的程度。

（3）患侧肢体禁止静脉输液。

（4）患者疼痛加剧时除可以遵医嘱进行治疗以外，可以选择中医的穴位按摩来减轻疼痛，对合谷穴、足三里穴、内关穴进行轻柔的按摩，以感受到酸胀感为宜，可每天多次进行按摩，每次按摩半小时即可。

八、丹毒的预防

1. 如何预防丹毒？

需要保持良好的生活习惯，有原发病的患者积极治愈原发病，同时，注意防止皮肤外伤，也可以有效防止丹毒的发生。

（1）积极治疗脚趾甲真菌病、手癣、足癣、皮肤溃疡、慢性湿疹、下肢静脉曲张、肿瘤等原发疾病，并定期复诊，防止复发。

（2）为避免出现皮肤损伤，如果不慎出现皮肤外伤、破溃、蚊叮虫咬后搔抓而皮肤破损等情况，应及时到医院就诊处置，防止出现感染而病情加重。

（3）改善生活方式，正确膳食，忌辣、少吃荤腥，积极运动，控制体重，以增强身体抵抗力，改善足部出汗等情况。

（4）停止吸烟，戒酒，积极调节血糖、血压。

（5）在夏秋季节注意外露皮肤的防护，防止外伤。此外，有皮肤破损的患者也应该尽量避免与丹毒患者直接接触，以免引起传染。

2. 如何预防丹毒的并发症？

丹毒容易引发淋巴结炎以及淋巴结肿大等并发症，同时可能会导致坏死性筋膜炎和血栓性静脉炎，也可能会发生坏疽。在此病发作期间，尤其是发生在下肢时，应卧床休息，避免剧烈运动，以免导致身体虚弱和症状加重。

当患者具备简单运动的条件后，应鼓励患者抬高患肢，每天进行适度的屈伸活动，避免发生血栓、肌肉萎缩、压疮等。当疾病治愈后，应在日常生活中保持规律和连续的运动习惯，包括建议进行慢跑、骑自行车等有氧运动和其他锻炼。

3. 如何减少下肢丹毒复发？

有效预防下肢丹毒，需要避免局部皮肤损伤，并积极防治原发病症。日常起居应注意避免搔抓皮肤薄弱处，保持皮肤干燥、清洁。一旦有局部湿疹、破损以及外伤时，应当积极加以处理。此外，足癣是下肢丹毒重要的发病因素，出现足癣应积极进行治疗，以免病情加重进而诱发本病。生活中也要开展持久、规律的体力运动，食用新鲜蔬菜、果品，并保持乐观开朗的生活态度，可增强人体的预防、抗病等能力。当丹毒发作时，应清淡饮食，忌食辛辣刺激度食物和海产品等发物，并要注意抬起患肢以促使淋巴循环回流，从而缓解水肿。

九、常见问题解答

1. 丹毒什么季节多发？

通常情况下，在夏季与秋天等季节交替时期，丹毒的发病率较高，这主要是因为夏季和秋季，蚊虫叮咬较多，自身搔抓引起皮肤细小创伤，局部细菌感染的机会增大，且夏季气候炎热、潮湿，足癣的发病率高，而足癣是下肢丹毒的主要诱因。

2. 丹毒治愈后还会复发吗？

会。丹毒是容易复发的，丹毒得过一次治愈后有可能得第二次。所以丹毒患者在初次发病后，应该积极寻找病因，在日常生活中谨遵医嘱，尽量避免诱发丹毒的因素，谨防复发。

3. 丹毒是很严重的病吗？

　　丹毒是生活中的常见病和多发病，引发丹毒的原因也有很多，比如说不能保持饮食规律，吸烟喝酒、熬夜、作息失常，身体免疫力降低，居住的环境潮湿等，这个病只要是正规的医院都能够进行治疗，很快可以恢复不用太担心。但不要掉以轻心，丹毒很容易复发，一定要及时就医。丹毒本身并不会威胁身体健康，但丹毒的并发症常会造成不良后果，尤其是婴幼儿、老年人等免疫力低下、体质较弱的人群，发病率相对较高、病情较重，病死率亦高。

4. 哪些症状出现提示丹毒复发？

　　丹毒一旦复发，皮肤损害发生时有恶心、食欲下降和周身不适的前驱表现。另外，以往患者局部区域也可发生巨大的鲜红色局部血管水肿性斑片，外表可光洁发亮、紧绷，但有时在皮下损害表面也可发现小水疱。此外，患者局部区域的淋巴结也会发生肿大的情况，并且还可伴有淋巴结炎疾病的发生。

5. 丹毒治愈后应如何进行身体锻炼？

　　身体抵抗力下降是丹毒的重要诱因，而持续、规律的运动，对人体免疫力的调节有重要作用。患者疾病治愈后，在日常生活中，患者应保持规律且持续的运动习惯，建议可进行慢跑、骑自行车等有氧运动和其他锻炼，亦可根据自身情况，选择喜欢的运动方式。但需注意坚持断链，短暂的剧烈运动并不利于身体健康，长期坚持有氧运动，对身体免疫力的提高才有帮助。运动时间可选择在早晨9～10点或下午4～6点，运动也应适量，以身体微微出汗为主，避免过度疲惫而出现不良影响。

6. 丹毒的患者一定要多卧床休息吗？

如果丹毒发生在小腿部位，需要减少活动，休息时可将腿部抬高，就会有助于恢复，尤其对于老年人来说，卧床休息对于恢复会有帮助。

7. 丹毒患者洗澡的注意事项有哪些？

（1）不能用过热的水洗澡，尽量不要让患病部位沾水，最好保持在40℃为宜，禁止汗蒸、温泉。

（2）不能大力揉搓皮肤，避免造成皮肤破损。

（3）尽量避免在皮肤上用一些易造成过敏的化学物质，选择沐浴露等物品要谨慎，更不要随意在皮肤上乱涂一些药膏，一定要遵医嘱。

（4）洗澡完毕后一定要确保皮肤干燥，杜绝皮肤潮湿，不要受凉，注意保暖。

8. 丹毒患者治愈后在日常生活中要注意什么？

湿鞋袜一定要及时更换，居住环境要避免潮湿，要干燥整洁。平时注意良好的睡眠习惯，不要熬夜。膳食上要注意保证清淡膳食，多饮水，服用鲜嫩的果品蔬菜，但切忌过食辛辣等刺激性食物，要坚持规律运动，以增强人体的免疫力和抗病能力。要保持开朗的生活态度，以防止压力过大，并减少忧虑。

9. 丹毒反复发作的危害有哪些？

一旦丹毒反复发病，可产生慢性淋巴水肿，造成患侧身体水肿难消，肌肤粗糙增厚、质地僵硬，就会形成"象皮腿"。此时，患肢会粗大浮肿严重，且走路困难，将严重影响患者的生命质量。

10. 丹毒会传染吗？

丹毒好发于小腿足部，该病实际上是一个细菌性的皮肤病，而这个细菌大多为足癣，也就是俗称的"脚气"，细菌会从脚趾间破损的地方，进入到淋巴管，从而引发丹毒。所以丹毒是不会传染的，但足癣具有传染性，足癣患者要积极治疗足癣以免诱发丹毒。

11. 丹毒治疗通常需要多长时间？

丹毒的治疗通常需要1～2周时间，通过系统应用抗生素，联合局部外用，同时需要注意保证休息，因为劳累或休息不好可能会影响相应的治疗效果。所以，对于比较轻微的丹毒，患者身体状态比较好，可能1周就可以恢复，但是个别的患者（比如老年人或者身体状况较差或者工作比较劳累的人群），或没有注意休息或者没有遵医嘱的患者，依从行较差，可能就会延迟治疗的效果，可能需要20～30天的时间恢复，所以通常是1～2周基本能够恢复。但是临床上也存在迁延难愈的患者，具体情况因人而异。

（高利权）

第五章
淋巴水肿

一、浅谈淋巴水肿

1. 什么是淋巴水肿?

淋巴系统相当于人体的防卫体系,像血液循环系统一样遍布全身,分散于身体的各个部位。淋巴系统由淋巴结及淋巴管道组成,其中有一些毛细淋巴管分布在全身,能够收集体内多余的液体,身体受到损伤后会导致组织肿胀,此时淋巴系统会排除积聚的液体,从而恢复液体循环。

所谓淋巴水肿,是由于自身或外部因素导致淋巴管堵塞、输送功能障碍,进而引起组织肿胀,是一种渐进性发展的疾病,多发生于四肢。早期淋巴水肿通常不会出现明显的症状,多表现为肢体逐渐肿胀、沉重,可以通过抬高患肢来减轻。随着疾病的进展,晚期皮肤变硬、增厚、失去弹性,并且摸上去的触感如同触摸象皮,局部出现感觉迟钝、粗糙、干燥等症状(图5-1)。

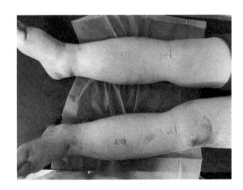

图5-1 淋巴水肿

2. 淋巴水肿发病率高吗?

淋巴水肿是一种很常见的周围血管科的疾病,相关机构统计,全球受淋巴水肿影响的患者高达1.2亿人，发病率还是很高的。会造成患者身体不适、降低生活质量，因此要引起足够的重视。

通常可以将它概括为两种类型：原发性淋巴水肿、继发性淋巴水肿。其中，丝虫性淋巴水肿曾经是继发性淋巴水肿的主要类型，但随着生活卫生环境的改善，丝虫感染逐渐变少，多年来我国内地几乎鲜有新发病例。与之相对的，受到生活水平的影响，各种恶性肿瘤频繁出现，因此肿瘤术后的淋巴水肿的病例正逐年上升。

3. 淋巴水肿好发人群有哪些？

（1）妊娠：部分妊娠患者因肥胖、内分泌紊乱、导致淋巴管受压，淋巴液回流受阻，从而诱发淋巴水肿。

（2）肥胖：肥胖患者可能与体内过多脂肪有关，从而堵塞压迫淋巴管，淋巴液回流受阻，诱发淋巴水肿。

（3）女性：由于女性受到月经期的影响，且淋巴水肿患者多为青年女性，所以推测淋巴水肿与此因素有关。

4. 如何知道自己是否患有淋巴水肿？

目前，患者对周围血管相关疾病认识不充分，发病后不能及时来到医院就医，往往延误病情，为避免耽误病情，患者应熟悉自查的方法。此外，乳腺癌的发病率逐年增高，患者在罹患癌症后需要进行手术以及腋窝淋巴结清扫，这些都会导致淋巴水肿的发生，手术后很多患者很可能会发现自己病变侧的上肢变粗，于健侧臂围出现很明显的差距，肢体沉重，出现穿衣困难的情况，甚至曾经的首饰都无法佩戴，此时患者不要单纯怀疑是自己"长胖了"，而应当及时提高警惕。此外，其他一些手术也会出现此类表现，比如盆腔手术后的会阴淋巴水肿，部分疾病还可能出现腹壁淋巴水肿。

5. 出现淋巴水肿怎么办？

在发病早期，在医生及护士的指导下，坚持局部物理按摩并佩戴弹力套袖是有效的。当病情进展，按摩及弹力套无法缓解局部水肿，甚至出现畸形赘生物时，可以考虑手术治疗。

6. 淋巴水肿有哪些分类？

（1）原发性淋巴水肿：多指的是先天性的（出生时或者出生1年内）所致，因其发育异常，使淋巴管内压力升高，液体回流障碍进而使其聚集于组织间隙导致。原发性淋巴水肿可分为遗传性肢体淋巴水肿、非遗传性肢体淋巴水肿、先天性束带压迫性肢体淋巴水肿、早发性和迟发性肢体淋巴水肿，早发性占比最多，可达80%，各种类型的临床表现都有所差距。淋巴水肿不但可发生在肢体，还可能会影响到颜面、生殖器，要引起足够的重视。

（2）继发性淋巴水肿：除了原发性就是继发性，此类淋巴水肿多是由感染、损伤、恶性肿瘤、放疗等继发性因素导致的，无论什么原因，最终都会导致淋巴管堵塞发病，通常为近心端淋巴水肿，逐渐进展为远心端淋巴水肿，比如乳腺癌根治术后的患者大多会出现患侧上肢不同程度的淋巴水肿，但多数患者水肿可自行消失。如果病情进展，患肢色素增加可呈灰褐色，在外形上肢体看上去坚硬、触感如象皮，如果发生在腿部则称为象皮腿，该类症状会对患者的日常生活造成很大的不便。

二、淋巴水肿的病因病机

1. 淋巴水肿的病因有哪些？

（1）原发性淋巴水肿：系先天性淋巴系统发育异常所致。

（2）继发性淋巴水肿：①性病引起的淋巴肉芽肿：有性病接触史，有会阴部象皮肿及腹股沟淋巴结肿大；②结核性淋巴结炎、梅毒的淋巴肉芽肿：较少见；③手术损伤：做过移除淋巴结手术者、肿瘤阻塞淋巴管者或者接受过放疗者，除恶性肿瘤本身外，乳腺癌术后常造成上肢淋巴水肿，肿瘤术后体重增加导致下肢淋巴水肿；④放射性淋巴水肿：皆有放射治疗病史；⑤丝虫病淋巴水肿：其发病率与流行度及丝虫类别有关。

2. 淋巴水肿是怎么产生的？

淋巴循环是人体生理功能性体循环之一，组织之间的液体可经由淋巴管进入静脉，维持人体平衡。由于先天性因素或由于后天的原因，淋巴系统受到破坏，导致功能受损，远端淋巴液回流发生障碍，组织之间的淋巴液逐渐增多。早期阶段，受累肢体均匀性增粗，皮肤尚且光滑、柔软，抬高患肢后患肢水肿可明显消退。但由于组织间积聚的淋巴液富含蛋白质，长期刺激可以使结缔组织出现异常增生，脂肪组织逐渐被大量纤维组织替代。随后皮肤及皮下组织会极度增厚，皮肤表面角化、粗糙、指压后不发生压痕，甚至出现疣状增生物，形如大象粗糙的皮肤，被称为"象皮肿"。加上皮肤感染使得炎性渗出液增加，更加刺激大量结缔组织增生，破坏更多的淋巴管，加重淋巴液滞留，增加继发感染的机会，形成恶性循环，致使淋巴水肿日益加重。

3. 中医对淋巴水肿病因的认识有哪些？

继中医将本病称为"大脚风""肿足"等。其主要病因病机为脾阳虚损、运化无力，水湿停留于脉中，脉络阻塞不通，津液外溢，聚而为湿，流注于下肢或气滞湿郁而成。

4. 中医对淋巴水肿病机的认识有哪些？

《景岳全书·肿胀》篇指出，水肿诸证往往责之肺、脾、肾三脏，三者相互影响，彼此关联。肾虚水泛可导致肺气不降，通调水道功能受损后使肾气更虚；脾虚导致水湿阻滞，久而损及肾阳，同样，肾阳亏虚亦可导致脾阳不足，二者相互作用，病情加重。此外，由于瘀血阻滞，三焦水道损伤，往往可使水肿顽固不愈。

三、淋巴水肿临床表现

1. 淋巴水肿发病部位有哪些？

淋巴水肿主要是由于淋巴液回流障碍，从而在某些组织间隙聚集所引起的水肿，而这些组织间隙淋巴液可在体表反复感染，造成皮下组织增生，脂肪硬化。该病好发于四肢，上肢尤甚，也可在眼睑、颈部、腹部等（图5-2）。

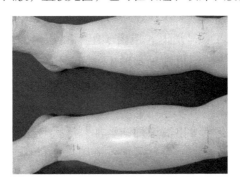

图5-2　下肢淋巴水肿

2. 淋巴水肿的临床表现有哪些？

淋巴水肿不同时期临床表现各不相同，预后也不尽相同，早期及时干预往往可以延缓疾病的进展。若失治误治，疾病往往会迅速发展，对皮肤组织造成不可逆的损伤。

（1）第一期：患肢均匀肿胀，自觉稍有沉重感，皮肤略增厚，无其他不适。此时应积极进行非手术治疗方法的干预，往往疗效较好。

（2）第二期：上述症状加重，皮肤粗糙变厚。

（3）第三期：增厚部分向外突出，在关节面可出现增生组织形成的深沟，外侧粗糙、发干，折叠在一起的皮肤接近正常。此时，一旦皮肤发生损伤，极容易形成长时间不愈合的溃疡，甚至形成脓肿，引起败血症。

（4）第四期：形成象皮肿，表面呈现疣状或桑子状。

（5）第五期：皮肤极度增厚，如皮革、凹凸不平，下肢出现巨大的畸形物，严重影响患肢的活动。

四、淋巴水肿并发症

1. 淋巴水肿常见的并发症有哪些？

（1）皮肤溃疡、感染：淋巴液回流受阻后抗病能力与修复能力极大受损，若发生急性细菌感染，则往往会出现皮肤破损和臭味，从而出现溃疡现象。患者通常会伴有一些全身症状（如体温升高、恶心呕吐等），局部可见淋巴结肿大，且有压痛感。

（2）淋巴瘘：由于淋巴导管损伤、淋巴导管未结扎及出现结扎不全或者感染之后，患者可以表现为反复渗出液等，必要时还需要进一步的探查。

医源性淋巴瘘主要发生在术后3～4天，切口引流管每日流出大量淋巴液，有200～500ml；或在拔除引流后的管口、切口仍然有大量液体渗出，经久不愈。常发生于颈部、腋窝、腹股沟区、膝关节内侧等淋巴液主要流经部位的手术之后，若淋巴液偶有漏入胸腔，可造成胸腔感染、胸膜炎、胸腔积液等情况，出现胸部疼痛、呼吸困难等症状。

（3）肺栓塞：如出现突发不明原因的虚脱、面色苍白、四肢皮温低，冷汗淋漓、呼吸困难、咳嗽，甚至胸痛等症状，应考虑肺栓塞，需及时就医。

2. 淋巴水肿为什么会引起溃疡？

由于淋巴管阻塞，导致淋巴液回流受限，淋巴液在软组织内聚集。体表软组织内的淋巴液易发生反复感染，出现炎症反应，导致皮下组织增生，脂肪变硬。病变的肌肤由于营养不良导致抵抗力、修复力明显降低，经受轻微的外伤就可以形成难以愈合的溃疡。

3. 为什么会出现淋巴瘘？

淋巴瘘多发生于术后，一般是由于淋巴管在某些手术过程中遭到损害，从而淋巴液在皮下积聚，是一种常见的术后并发症。多在术后3～4天出现。尤其可见于乳腺癌手术需要清扫腋窝淋巴结的患者。人体有些部位拥有丰富的淋巴管，如颈部、腋窝、腹股沟等处，而淋巴管是淋巴液通行的管道，所以淋巴液主要流经这些地方，因此极易出现淋巴瘘。较小损伤淋巴液少量露出，无明显症状，局部压迫即可止住。较大损伤淋巴液露出多，此时不能采取局部压迫的方法，需通过手术对淋巴管进行结扎，治疗后可痊愈。

4. 为什么淋巴水肿会继发丹毒？

网状淋巴管炎俗称丹毒，它是由乙型溶血性链球菌引起的皮下和皮下周围组织一个急性炎症，表现就是红肿热痛，全身症状就是高热。淋巴水肿患者因为淋巴回流障碍造成反复感染以及脚部皮癣等护理不足，很容易引起丹毒的发生，发生丹毒后会加重淋巴水肿，二者相互影响。

五、淋巴水肿的相关检查

1. 明确诊断淋巴水肿需要做哪些检查？

（1）X线淋巴造影：是诊断本病的重要检查之一，可明确淋巴管的结构以及病变程度。

（2）放射性检查淋巴造影：可见到淋巴影迹增深、增粗、外渗、阻断及侧支形成等征象，淋巴结转移者，还可见到淋巴结影迹增大。

（3）血液及其他相关检查：淋巴水肿相关的疾病较多，临床中往往需要进行排除诊断。肝、肾、心营养不良，通过血常规及生化全项可进行初步的鉴别。

2. 哪些人不适合放射线检查?

孕妇、对X线高度敏感或不宜接触X线者（如再生障碍性贫血等）；病情危重难以配合者；含碘对比剂过敏者、重症甲状腺疾患（甲亢）以及严重心、肝、肾功能衰竭患者不宜做增强扫描。

肾功能不全；糖尿病、多发性骨髓瘤、失水状态、重度脑动脉硬化及脑血管痉挛急性胰腺、急性血栓性静脉炎、严重的恶病质以及其他严重病变；哮喘、花粉症、荨麻疹、湿疹及其他过敏性病变；心脏病变，如充血性心衰、冠心病、心律失常等；既往有碘过敏及其他药物过敏的患者应该慎重选择放射线的检查。

六、淋巴水肿的诊断

1. 如何诊断淋巴水肿?

与大多数疾病一样，医生可以通过询问患者的临床表现、患侧肢体检查进行确诊。为了进一步地明确诊断，查明淋巴系统的病变类型。此外，还可以利用一些辅助检查来协助诊断，还可以和其他周围血管病区分开来。如下肢彩色多普勒超声可探测到局部肿胀的组织、扩张的淋巴管、下肢的动静脉系统、相关区域淋巴结等，具有很明显的优势。

2. 淋巴水肿与全身性水肿如何鉴别诊断?

引起水肿的原因是多方面的。部分患者淋巴水肿是双侧肢体发病或发病部位不典型，此时应与全身性疾病引起的水肿相互鉴别。全身性水肿可分为营养不良性、肾源性、肝源性、心源性等基础病史。

（1）肾源性水肿：多先发于颜面眼睑部，进而导致全身性水肿。

（2）肝源性水肿：多由慢性肝炎、肝硬化、肝肿瘤一步步演变而来，多伴有腹水、四肢消瘦。

（3）心源性水肿：多先发于双下肢，足踝最早出现肿胀，继而遍及全身，同时伴有典型的右心衰表现，可能会出现颈部青筋暴露。

（4）营养不良水肿：先以腹部开始，可见于蛋白质摄入不足、大量丢失、维生素 B_1 缺乏引起，多可见体重下降，体形消瘦。

临床中疾病可能相互影响，患者可同时患有多种疾病，不可掉以轻心，出现肿胀症状，需及时就诊相关科室。

七、淋巴水肿治疗

1. 淋巴水肿的保守治疗有哪些方法？

（1）压迫疗法：包括压力泵疗法、绷带治疗。二者都是借助外界的压力，挤压帮助淋巴液重新进入静脉，减少组织肿胀。应用时需咨询专业的医师。

使用压迫治疗时，应在医生的指导下进行，注意根据患者的病情选择合适的绷带。短拉伸绷带训练适用于有活动能力的患者，而卧床患者应选用中或长拉伸绷带。这种拉伸绷带具有一定的弹力，且压力均匀，所带有的棉花衬垫可以对患肢起到保护作用，减少摩擦，避免出现压痕，保持肿胀皮肤完好。在应用短拉伸绷带前需施以一定的手法按摩（按摩过程中需用按摩精油起到润滑作用，以免损伤皮肤），按摩一定时间后先从肿胀部位的远心端逐一缠绕棉花衬垫，最后将短拉伸绷带缠绕于棉花衬垫的表层，并施于一定压力。对绷带施加的压力应向上逐渐递减，从而减轻局部组织的充血水肿，促进淋巴液回流，改善局部微循环，达到较好的治疗效果（图5-3）。

（2）LLLT：LLLT疗法是一种低水平激光治疗方法，能够形成刺激作用，进而生成淋巴管，提升淋巴液活动范围，降低患者皮下组织纤维化情

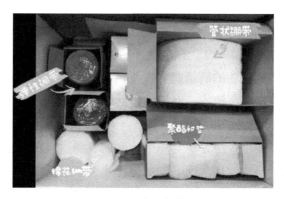

图5-3　常见绷带

况，有效改善淋巴水肿。

（3）中医治疗：在临床中使用利尿药可以在较短时间内促进水液代谢，从而起到消肿的作用。但是患者长期服用会引发低血压、造成离子紊乱等不良反应，且单纯使用口服药物疗效不理想。目前，主要采用内治法与外治相互结合的方式，不但减少副作用，同时疗效佳。中医熏洗是常用的外治方法，此外还有封包疗法、热罨疗法及针灸疗法等，适用于淋巴水肿的患者（图5-4）。

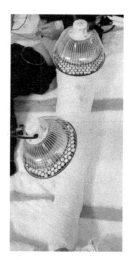

图5-4　封包治疗

（4）患肢功能锻炼：功能锻炼可以促进肌肉收缩，通过肌肉收缩作用可将局部积聚的淋巴液挤压回去，有效改善下肢静脉回流。与此同时，功能训练可以通过直接的力学刺激和间接的神经反射加快淋巴循环，达到水肿消退的目的，但要注意过度运动也会加重水肿。此外，患者在平卧休息时可将患肢抬高，或适当进行爬楼梯训练、慢走等运动，这些运动措施能加快淋巴液回流。重度水肿患者，早期可在床上进行腹式深呼吸并配合下肢抬举动作以及脚后跟滑行动作，活动髋、膝、踝关节。除此之外，还可以配合手法淋巴按摩、细致皮肤护理及穿合适的塑形衣等保守疗法。

2. 淋巴水肿的手术治疗有哪些方法？

手术治疗依据患者的病情差异主要包括负压脂肪抽吸法、病变组织切除法，包括带蒂皮瓣引流术、淋巴管静脉吻合术、淋巴管桥接术、血管化淋巴结移植术。

总体来看，物理疗法是贯穿整个疾病的发展过程中的重要疗法，尤其以早期淋巴水肿最为常用。而晚期的淋巴水肿，还是以手术治疗为主。可根据患者个体情况不同，选择最为适用的治疗方法，提高患者生存质量。

八、淋巴水肿的预防与护理

1. 淋巴水肿可以治愈吗？

目前来看，淋巴水肿还是不能根治的。它是由淋巴管堵塞所致，随着疾病的进展，加上肢体反复感染，使皮下纤维组织增生，皮肤变硬增厚，形成"象皮肿"后便很难恢复，此时只能通过相应措施减轻症状。因此，经过医院的规范化治疗后，大多数患者还要在日常生活中时刻注意防护，医生也一定要告知患者及其家属注意平时保养的重要性，拥有一个良好的心态，从而达到减少并发症的目的。

2. 淋巴水肿患者如何减轻水肿？

淋巴水肿不可以完全治愈，但是可以通过很多辅助手法减轻水肿的症状。

（1）辅助手法促进淋巴回流：淋巴水肿无非就是淋巴回流障碍导致的，我们可以利用辅助推拿的手法，在涂抹润肤油的基础上，从肢体的远心端开始（肢体末端），沿着淋巴管的方向逐渐环绕着向近心端挤压，从而达到促进淋巴回流的目的，按摩完后建议要用专业的绷带缠绕肢体。

（2）短拉伸绷带：在辅助手法的基础上，可以通过正确使用短拉伸绷带减轻症状（需在医师指导下进行）。

（3）抬高患肢：可以在腿下适当地放一些被子达到抬高患肢的目的，利用重力作用促进淋巴回流，同时还可以促进静脉的回流，减轻症状。

3. 淋巴水肿患者生活中应该注意什么？

除了在医院接受正规的治疗外，日常的护理也显得格外重要。如果患者穿着特别紧身的衣服，水肿的皮肤很可能会被擦破导致感染，因此患肢一定不可穿着过紧！此外，因患侧手臂肿胀，回流障碍，患者如果需要提重物，会对淋巴回流起到阻碍作用，所以要禁止提重物，如抱小孩、举杠铃、拎水桶，患肢应避免测量血压、佩戴首饰，以免造成肢体淋巴水肿加重。

4. 淋巴水肿患者需要做哪些皮肤护理？

对于水肿部位的皮肤要仔细保护，因为内含组织液，皮肤很薄，所以要避免其意外划伤。因为皮肤和指（趾）甲的卫生不洁，会导致破损皮肤的感染；夏日的时候，患侧肢体要注意防晒，避免晒伤脱皮导致感染，加重病情，同时禁止脱毛。一旦出现感染，应要及时就医。

5. 淋巴水肿患者的饮食应注意什么？

低盐低脂饮食、忌辛辣刺激食物（因其会增加口渴感，造成患者大量饮水，导致水潴留）。肥胖者应摄入营养均衡的食品，多食蔬菜增加膳食纤维，促进消化，以减少腹内压增加所致的淋巴回流受阻。

6. 淋巴水肿患者洗澡的注意事项有哪些？

（1）不能用过热的水洗澡，尽量不要让患病部位沾水，最好保持在

40℃为宜，禁止汗蒸、温泉。

（2）不能大力揉搓皮肤，避免造成皮肤破损。

（3）尽量避免在皮肤上用一些易造成过敏的化学物质，谨慎选择沐浴露等产品，更不要随意在皮肤上乱涂一些药膏，一定要遵医嘱。

（4）洗澡完毕后，一定要确保皮肤干燥，杜绝皮肤潮湿，不要受凉，注意保暖。

7. 淋巴水肿患者可以泡温泉吗？

中医讲究"得温则行"，温热的水可以加速血液流动，使患侧肢体血管扩张，一部分血液会被重新吸收入淋巴，加重淋巴水肿，所以此类患者一定要注意，禁止长时间泡温泉，如身体长时间处于高温状态下，会对病情不利。

8. 淋巴水肿的患者可以进行身体锻炼吗？

患者在身体锻炼时，要注意避免长时间运动，也不可以进行负重运动，还要注意不可剧烈运动，以免导致病情加重。通常建议患者可以遵医嘱，做一些简单的动作来锻炼。

9. 上肢淋巴水肿患者可以做什么运动？

上肢淋巴水肿患者可以做摆动运动、耸肩、旋肩运动、双臂上举运动、爬墙运动、护枕展翅运动。练习中，患侧肩出现疼痛，可稍微在尝试着活动一下，如疼痛增加时，深呼吸几次，然后继续练习或暂停。患肩疼痛需以自身耐受为度，切忌逞强，强力牵拉，以免发生撕裂伤。

（1）摆动运动：患者坐位或立位，身体前倾，患侧上肢自然下垂，做前后内外方向的摆动，做内收时上肢摆动幅度超过身体中线。

（2）耸肩、旋肩运动：患者坐位或立位，缓慢耸肩，使肩上提达至耳朵水平，然后下降，再使肩在水平面上做缓慢的内旋和外旋活动。

（3）双臂上举运动：患者立位，双手紧握，伸肘，缓慢上举，达到尽可能的高度（以不牵拉到伤口，且无明显不适感为宜），然后缓慢放下。

（4）爬墙运动：患者立位，面向墙壁，双足足趾距墙约30cm，双手指尖抵墙面，缓慢向上爬，使双臂保持平行，连续练习数次。然后改为侧立位，使术侧肩对墙壁，肩外展，手指尖抵墙面，缓慢上爬，连续练习数次。当肩活动范围有改善时，可逐渐缩小足与墙的距离。

（5）护枕展翅运动：患者取坐位，双手十指交叉，然后上举至额部，缓慢移向后枕部，将双肘移向前方，再分开移向耳部。然后将交叉的双手举至头上，再降回到起始部位。

10. 下肢淋巴水肿患者可以做什么运动？

如患肢为下肢，可以做屈腿伸腿动作、抬腿运动、仰卧抬腿动作以及悬腿动腿动作。

（1）屈腿伸腿动作：可以先躺在床上，两手臂自然摆在身体两侧，两腿弯曲，然后再伸直，弯曲的时候和身体保持90°角，伸腿的时候最好用力蹬直，反复进行几十次，每天起床以后或者每天晚上睡觉之前可以各做一次，长时间坐着的时候也应该活动双腿以及脚踝部位。

（2）抬腿运动：平时需要长时间坐着的人可以把两个脚放在一个箱子上，不停地用两个脚去踩箱子，也可以让下肢血液回流速度更快，大概每一个小时都需要做上一组，两条腿交替抬起来，然后再放下去，每次要做20次左右。

（3）仰卧抬腿动作：首先躺在床上，然后再把两个手放在身体两边扶住床，两条腿向上抬，尽量抬得高一些，持续一两分钟放下来，这样可以让肢端动脉吻合处的血液循环得到有效改善，能够让下肢的氧气养料获取更多，每天早上晚上可以各做一次。

（4）悬腿动腿动作：首先需要坐在一个比较高的地方，然后腿部悬空，两个脚来回做上下左右运动，然后进行屈伸脚趾练习，觉得疲惫以后就可以把小腿放平休息一会，可以早晚各做一次，可以起到比较不错的作用。

（高利权）

第六章
下肢静脉曲张

一、初识静脉曲张

1. 什么是静脉系统？

下肢静脉系统包括浅静脉、深静脉和交通支静脉三个系统。浅静脉系统由大隐静脉、小隐静脉及其分支组成，位于皮下，浅表肉眼可见，可以运输约10%的静脉血回流心脏。深静脉在肌肉深层，约90%的静脉血通过它回流心脏。下肢浅静脉和深静脉之间有交通支静脉存在，起到连通的作用。明确下肢浅静脉系统的组成，对于疾病的准确认识和手术方法的选择具有重要意义。

2. 什么是静脉瓣膜？

静脉瓣膜是静脉管腔特异性结构，是管腔内膜向内折叠而形成的袋状皱襞，皱襞含有纤维组织，因此有较强的韧性，通常情况下可以承受较大的压力而不破裂。下肢静脉中的血液回流到心脏，需要从低处流向高处，除胸腔的负压作用外，还要依靠静脉瓣膜。其功能如阀门一样，当血液向心脏方向流动时，静脉瓣膜开放，静脉通畅无阻。

而当站立或其他原因导致静脉血液逆流，增加静脉压力，静脉瓣膜关闭，阻止血液逆流，这一开放与关闭的过程能够保证正常血液回流。如果这一功能受损失效，血液积聚在静脉中，静脉就会扩张、弯曲。瓣膜的受损呈现连锁反应，一个瓣膜出了问题，就会牵连到下一个瓣膜失去阀门功能，如此形成恶性循环。

3. 什么是小腿"肌肉泵"？

除上述辅助静脉回流的方式外，下肢主要依赖小腿肌肉在运动时的挤压作用，通常把这种挤压作用称作"肌肉泵"作用。小腿肌肉，特别是腓肠肌和比目鱼肌（"腿肚子"部位的肌肉），作为主要的"肌肉泵"，几乎可以包容所有的小腿静脉血，其总容量与心脏的容量相当。由于小腿肌肉压缩所产生了类似于"泵"打法作用，因此其也被称为"第二心脏"。

4. 什么是下肢静脉曲张?

下肢静脉曲张是指下肢的浅表静脉发生过度纡曲、扩张状态，造成静脉血淤滞的一种疾病。通常正常人站立时，看不到下肢的静脉血管或者只能看到少部分表皮血管。当下肢静脉曲张患者站立时，会出现大隐静脉或小隐静脉血管迂曲、扩张，突出于皮肤表面，更甚者卷曲成团。下肢静脉曲张可分为原发性静脉曲张与继发性静脉曲张（图6-1）。

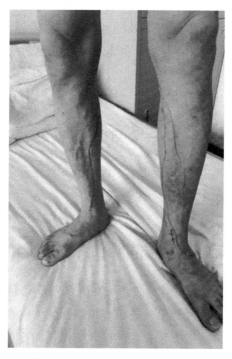

图6-1 下肢静脉曲张

5. 什么是原发性下肢静脉曲张?

原发性下肢静脉曲张是指只起病于浅静脉的静脉曲张性病变,其余的静脉均正常,同时深静脉的功能也不受影响。主要表现为下肢浅静脉迂回曲折、隆起,如蚯蚓状,更甚者卷曲成团,也称为单纯性下肢静脉曲张。

6. 什么是继发性下肢静脉曲张?

下肢深静脉血栓形成,血栓阻碍深层静脉可造成继发性下肢静脉曲张,因血液回流阻碍,浅静脉代偿造成的静脉曲张;或由于下肢深层静脉瓣膜功能不全,血液回流障碍,静脉长期淤血,深静脉压力升高,血液流经交通支静脉逆行至浅静脉产生回流,浅静脉的回流增加,负担加重,最终造成浅静脉血管失代偿,引起的下肢静脉曲张,称为继发性下肢静脉曲张。患肢除了下肢浅静脉纡曲、扩张、隆起外,还具有肿胀、酸胀或胀痛等特征表现。

7. 下肢静脉曲张在中医学有哪些病名?

下肢静脉曲张属于中医"筋瘤"范畴,坊间也有人将其俗称为"浮脚筋""青筋腿""炸筋腿"。

8. 中医学如何认识下肢静脉曲张的病因病机?

中医学认为,"筋瘤"(静脉曲张)在内责之禀赋不足,筋脉先天薄弱,在外责之久行久立,过度劳累,进一步损筋伤脉,气血行之不畅,血壅滞于下肢,久而久之,脉络扩张充盈,日久交错迂曲而成。亦有因远行、劳累之后,涉水淋雨、外受遭受寒湿邪气侵袭,寒凝血脉,筋脉络道壅阻而发本病。瘀积日久不散,则化生湿热,再兼搔抓、虫咬等外伤诱发,则肌肤组织可腐溃成疮,日久不敛。

9. 下肢静脉曲张的发病率高吗？

经统计，静脉曲张的发病率占总人口的5%，目前已成为常见病，多发病。由于其伴发的一系列并发症，严重影响患者的生存质量。与年龄、地区、性别都有关系。其中，女性发病占比更高，在经济发达的工业地区发病率更高。

10. 为什么会得下肢静脉曲张？

（1）静脉瓣膜天生发育异常：当静脉壁长期处在扩张状态，日久造成静脉曲张。

（2）腓肠肌泵的功能不全：下肢静脉回流产生动力的来源是"肌肉泵"，腓肠肌的收缩可射出大量的静脉血，从而降低静脉压。肌肉泵的效果通常由腓肠肌的收缩效率、前负荷、后负荷产生的变化而影响。当静脉瓣膜功能不全时，可减弱肌肉泵活动产生降低静脉压的作用。

（3）静脉压长期处于升高的状态：受重力的影响，当静脉内的压力越高，瓣膜承受的压力越大，日久会造成瓣膜关闭不全，静脉血回流受到影响，造成静脉曲张。长期负重、久站、妊娠、咳嗽、盆腔肿瘤、便秘等人群的发生率更高。

11. 下肢静脉曲张可怕吗？

下肢静脉曲张可治可防，并不可怕，但延误治疗引起的并发症严重影响生活质量。静脉曲张导致血液淤积在静脉内不能正常回流，长期的淤滞状态使局部组织新陈代谢减慢甚至发生障碍，毛细血管更脆、更容易破裂，引起色素沉着使皮肤变黑且更容易硬化，且抵抗力降低，还容易继发皮炎、湿疹等病变，严重的导致皮肤溃疡，俗称"老烂腿"。

不严重的下肢静脉曲张可以不进行手术，但必须穿戴好具有治疗作用的医用弹力静脉袜，还要同时进行适度的体育锻炼，腿上的静脉曲张才能逐渐控制并逐渐改善症状；静脉曲张严重或出现并发症的患者，则需要尽可能早地进行手术治疗。

12. 下肢静脉曲张能预防吗？

下肢静脉曲张是可以预防的，尤其是高危人群应该特别注意日常生活中的防护，能明显降低发病率。

（1）避免久坐、久站、久行等增加静脉负担的动作。

（2）平时应该穿戴弹力袜。

（3）卧床休息时垫高下肢20～30cm。

（4）尽量不穿高跟鞋。

（5）保持理想体重，避免体重过大。

（6）适当运动，不时地做勾脚、踮脚等动作，都可以帮助减轻血液淤滞于下肢的状态。

（7）治疗便秘、慢性咳嗽等可以增加腹压的疾病。

13. 怎样知道下肢静脉曲张的轻重？

（1）可通自觉症状来判断：患者较轻时，一般无自觉症状。随着静脉曲张程度逐渐加重，可出现下肢酸痛、沉重，伴有乏力感，平卧休息或抬高患肢后可减轻症状。

（2）通过体征来判断：发病初期，浅表静脉张力增高，从表面上看浅静脉并没有明显改变，但体格检查时可以触及曲张的静脉压力升高、硬度增加。随着病情的加重，可以明显观察到静脉迂曲、扩张、高出皮肤表面。如果病情继续加重，小腿皮肤则可表现为萎缩、脱屑、瘙痒、色素沉着等皮肤营养状态不良的表现。病情更甚者可出现皮肤和皮下组织硬结或者湿疹、溃疡，还有可能伴有患肢的酸痛、肿胀、乏力等。

14. 下肢静脉曲张有急症吗？

（1）出血：是最常发生的危急重症。静脉曲张破裂后容易发生大出血，应及时送往医院救治，可能会发生休克，导致生命危险。

（2）急性血栓性浅静脉炎：四肢体表都可出现沿浅静脉走行的条索状物，呈弥漫性红肿。如遇此种症状时，应及时就医。少数血栓性浅静脉炎患者会发生血栓的脱落与栓塞，通过交通支静脉进入深静脉，继而血栓脱落导致肺栓塞时，患者出现胸痛、胸闷、咯血、咳嗽等症状，甚至可能危及生命。由于血栓性浅静脉炎栓子进入深静脉，下肢可突发肢体肿胀疼痛，皮温升高，需要紧急入院治疗。

15. 患了下肢静脉曲张能治好吗？

可以通过手术去除曲张的静脉，也通过治疗手段延缓病情的发展，减轻临床症状，但不能自愈。患者早期无明显症状，通常不会被重视，对工作生活没有较大影响，末期会出现腿酸沉、胀痛、皮炎、抽筋、发痒反复溃烂，形成老烂腿，易复发。静脉曲张是不可逆的，但是我们可以用弹力袜、运动、改善饮食及生活作息习惯减轻症状。游泳、步行、自行车等运动，也可以改善下肢循环。

16. 下肢静脉曲张的治疗误区有哪些？

关于下肢静脉曲张，目前多数患者仍然存在着以下误区。

（1）热敷能活血化瘀？

错误。下肢静脉曲张患者应尽量避免热敷、红外线照射、高温泡脚等保养方式。主要原因是热敷会导致下肢动脉扩张，血流增加，氧耗增加，同时静脉血管更加凸出扩张，会加重静脉淤血，使下肢血管疾病越发严重。

（2）静脉注射硬化剂就能治愈静脉曲张？

错误。静脉注射硬化剂这种方法治疗下肢静脉曲张有一定的适应证，许多下肢静脉曲张并不适合用这种方法。所以要根据病情选择合适的治疗方案。

（3）只要有下肢静脉曲张就可以手术治疗？

错误。当下肢静脉曲张合并有急性下肢深静脉血栓形成时，就不适合立即手术治疗。部分继发性下肢静脉曲张是由于下肢深静脉功能不全导致的，单纯地抽剥浅静脉并不能完全解决深静脉瓣膜功能不全的问题，术后还需要穿弹力袜，部分患者深静脉瓣膜功能严重损伤后，若进行静脉曲张手术，反而会加重肿胀等症状。

17. 下肢静脉曲张没有明显不适就不用治疗吗？

不是。下肢静脉曲张的症状发展的速度因人而异，往往与年龄增长、体重增加、长期站立劳作等因素息息相关。部分患者虽然早期没有明显的不适，延误就医时机，但随着时间延长，往往病情越来越重，逐渐出现小腿酸沉、胀痛、易疲劳、乏力、抽搐、足踝部水肿等不适。

此外，患者随时还可能出现淤血性皮炎、血栓性浅静脉炎、血管破裂出血、臁疮、感染等严重并发症而影响生活，严重者甚至发生肺栓塞和癌变而危及生命。所以患者得了下肢静脉曲张，尽管没有明显症状，也要去正规医院诊治，早期治疗投入小、收益高。

18. 下肢静脉曲张患者在什么情况下有生命危险？

一般情况下，大部分静脉曲张对人体不构成生命威胁，在两种情况下会有生命危险。其一，部分患者浅表静脉曲张突发破裂可发生大出血，导致失血性休克，若不及时止血抢救，会有生命危险；其二，静脉曲张者可发生血栓性浅静脉炎，失治误治、揉捏按摩等因素可导致血栓通过交通支静脉进入深静脉，继而血栓脱落导致肺栓塞时，甚至会危及生命。当发生以上情况时，应立即到医院进行抢救治疗。

二、静脉曲张好发人群

---

1. 哪些人好发下肢静脉曲张？

（1）与年龄的关系：老年人是下肢静脉曲张的多发群体，由于老年人身体功能不断下降，肌肉松弛无力导致肌肉的收缩功能减退，加上静脉壁及瓣膜老化，功能减退，造成血液回流缓慢不畅，瓣膜关闭不全，更容易发生下肢静脉曲张。

（2）与性别的关系：一般来说女性更容易患下肢静脉曲张。据调查，男女发病率为1:3，可能是女性的生理结构造成的。当怀孕时也有可能引发静脉曲张或者让静脉曲张更为严重，不过患者产后上述情况即可恢复。

（3）与遗传的关系：遗传与下肢静脉曲张形成息息相关。据英国研究报道，下肢静脉曲张患者中亲属患病率为44%，1/3的女性患者父母一方有下肢静脉曲张病史。埃及研究报道，有1/20的患者亲属同样患有此病。在我国，下肢静脉曲张的患者中大多有家族史。这些研究足以说明，下肢静脉曲张与遗传有很大的关系。

（4）与肥胖的关系：体形肥胖的下肢静脉曲张患者，首先要考虑是否存在先天的静脉壁或静脉瓣膜发育异常。另有文献记载，超重的患者发病率的升高可能与机体紊乱脂肪代谢导致的心血管变化有明显关联。

（5）与久坐、久站、久立的关系：长期从事坐姿工作者如长期进行电脑操作、流水线上的工人或者时间长站立，因缺少锻炼，肢静脉血流流速降低，静脉内逐渐淤血，压力升高，回流受阻。再加上长期血液淤滞导致静脉压力增加，即可致下肢静脉瓣膜关闭不全，从而引起静脉曲张。

2. 人体什么部位容易患静脉曲张？

在人体的很多地方都可以出现静脉曲张，如肢体静脉曲张、精索静脉曲张、盆腔静脉曲张、食管、胃底静脉曲张等，但是以下肢静脉曲张最为常见。这是由于小腿皮下组织少，血管周围支撑物少，浅静脉依托无力；更主要是因人们在直立位时，腿部浅静脉内的压力比股部高，所以静脉曲张更容易发生在小腿部的浅静脉。

3. 上肢能患静脉曲张吗？

上肢静脉曲张极为少见。当上肢处于下垂位置时，因上肢静脉回流障碍，此时上肢静脉扩张，比较瘦的患者其静脉就比较明显，也有人上肢静脉天生就比较明显。体操运动员的浅静脉也比一般人群明显，皮肤角质层薄的人群也会显露出皮下的静脉。上述情况都不是病态的静脉曲张，病理性的上肢静脉曲张多出现于上腔静脉综合征患者。

4. 外伤能引起下肢静脉曲张吗？

一般外伤不会直接引起下肢静脉曲张。但是，如果外伤造成下肢深静脉血栓形成，后期瓣膜功能破坏，血液倒流，可以造成继发性浅静脉曲张。另外，外伤造成动静脉瘘时，动脉血从动脉的破口流出，再通过静脉的破口进入静脉，使静脉压力增高。如果未能及时做出明确诊断，时间久了就会因静脉高压而导致浅静脉扩张和曲张。

因此，外伤性动静脉瘘也可以继发下肢浅静脉曲张，甚至被当作下肢静脉曲张来治疗。所以如患者外伤以后逐渐出现下肢浅静脉曲张，应检查深静脉是否有血栓或动静脉瘘的存在。必要时应做动脉造影，以免因误诊误治，给患者带来不良后果。

5. 高血压能引起下肢静脉曲张吗？

高血压和下肢静脉曲张是不同的病种，没有直接的联系。这里的血压是指安静状态下测量上肢的血压。下肢静脉曲张是由静脉高压引起的静脉瓣膜破坏，或先天性生长不足、静脉壁薄弱和静脉瓣膜功能丧失。

三、静脉曲张临床表现

1. 下肢静脉曲张的临床分期有哪些？

下肢静脉曲张为发展性疾病，且能引起诸多并发症，甚至危及生命。早期病情较轻，治疗费用低、效果好，所以针对本病的治疗越早越好。下肢静脉曲张根据其临床特征，按CEAP分级分为0～6级，等级越高，提示症状和体征越严重。

C0级：具有危险因素，但无可见的静脉疾病症状；

C1级：毛细血管扩张（症）/网状静脉丛，多发生在足踝部；

C2级：下肢可见曲张的浅表静脉；

C3级：患者出现静脉性水肿；

C4级：皮肤损害和脂质硬皮病；

C5级：愈合期溃疡；

C6级：反复发作、难以愈合的溃疡。

2. 患有下肢静脉曲张的患者会有什么不适症状？

下肢静脉曲张单侧、双侧均可发生，但临床上以双侧发病居多。下肢静脉曲张是缓慢加重的。

初期症状可以不明显。但随着病情的不断加深，患者久站、久立、久行，下肢静脉内会有持续性较高的静脉压力，会造成皮肤缺氧、皮肤营养状态不良，血流循环较差，容易导致患肢的疲劳、发沉、皮肤瘙痒、脱屑、酸痛感或胀痛的感觉。也会造成肌肉痉挛，俗称"抽筋"。当平卧休息或垫高患肢，酸胀感一般会减轻甚至消失，下肢静脉曲张的症状往往表现为朝轻暮重（图6-2）。

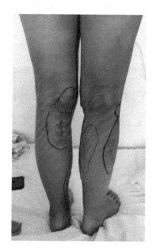

图6-2　下肢静脉曲张迂曲静脉团

3. 为什么下午的时候下肢静脉曲张患者患肢沉重、麻木、酸胀？

起床后，患者由于生活工作的影响，长时间处于站立状态。长时间站立或久坐的时候，肌肉处于松弛状态，不能发挥"肌肉泵"的作用；同时，因为一天的站立行走，静脉的功能不足以保证静脉血液的充分回流，静脉血瘀滞，静脉压力增高，血管中会有些酸性代谢产物刺激肌肉产生酸胀感。但夜晚因睡眠原因，肢体多数处于平卧位置，清晨及上午往往症状减轻。这一现象常描述为"朝轻暮重"。

4. 体表静脉曲张看不见就是没问题的吗？

肥胖的下肢静脉曲张患者由于脂肪层较厚，往往患肢曲张静脉隐而不显，但是患肢更多合并沉重、酸胀感或胀痛，易疲劳，可采用彩色多普勒超声检查进行诊断，及早发现与治疗。

5. 为什么下肢静脉曲张患者下肢皮肤会变黑褐色？

静脉曲张患者下肢皮肤变黑褐色主要表现在小腿部的下1/3处，该部位的静脉压力最高，长期静脉高压会导致局部皮肤发生微循环障碍，毛细血管扩张和通透性增加，血管内红细胞等成分渗出到组织间隙，红细胞中的血红蛋白逐渐代谢为含铁血黄素沉积于皮肤中，就会形成黑色沉淀（图6-3）。

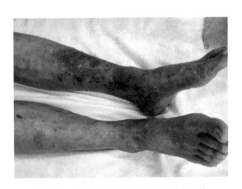

图6-3 下肢静脉曲张黑褐色皮肤

6. 为什么有些下肢静脉曲张很明显的人却没有不舒服的症状？

单纯原发性下肢静脉曲张患者（浅表静脉异常），而深静脉功能尚可，尽管患肢静脉曲张很明显，但往往症状较轻。在这种情况下，患肢容易出现肿胀、沉重、酸痛、疲乏无力等不适感觉，但功能比较差的深静脉瓣膜，肢体的不适感觉则较为明显。这是由于深静脉负责输送大部分血液，而浅表静脉输送的静脉血液则较少与之相关。

7. 为什么下肢静脉曲张小腿晚上也疼痛？

下肢静脉曲张由于静脉淤血，酸性代谢产物刺激，肌肉可发生酸胀疼痛，在行走及站立后加重，休息抬高患肢后症状也会减轻，晚上疼痛的症状也可自行随之消失。若晚上休息时患肢仍持续疼痛，一般不是下肢静脉曲张造成的，则应考虑其他疾病，如腰椎病变、骨质疏松等病变。

8. 为什么有下肢静脉曲张的患肢有毛细血管扩张的表现？

毛细血管扩张是静脉曲张的一种表现，也称为"警告静脉"，早期出现时，提示静脉曲张疾病的发生。表现为肢体浅表小静脉长久扩张，颜色为红色，内径＜1mm，呈线状、丝状，故又称为"蜘蛛状静脉""丝线状静脉"。

9. 只要出现曲张的静脉团块就是下肢静脉曲张吗？

不一定，要依据患者的具体情况而定。下肢静脉曲张是下肢血管迂曲扩张，成团隆起。而以下几种情况，有时腿上也会出现静脉扩张隆起。

（1）凸显青筋：较瘦的人皮脂较薄、血管较常人清晰。

（2）血管瘤：局部皮起伏不均，皮肤血管会稍微出现蓝色或浅紫色。

（3）动静脉瘘：肢体动脉或静脉瘘口位置浅静脉隆起成团，但触诊可扪及震颤，听诊可闻及血管杂音。出现以上情况时，就不应考虑为下肢静脉曲张。

10. 下肢静脉曲张患者的肢体会肿胀吗？

原发性下肢静脉曲张，即仅有浅表静脉受损，则一般无患肢肿胀。但是，当伴有交通支静脉瓣膜功能不全或深静脉瓣膜功能不全时，足踝部及小腿可出现不同程度的肿胀，且深静脉瓣膜功能越差患肢肿胀越明显。如累及淋巴系统，同时并发淋巴水肿，则患肢肿胀更为明显。

四、静脉曲张常见并发症

1. 下肢静脉曲张经常会引起哪些并发症？

（1）血栓性浅静脉炎：曲张的下肢静脉出现疼痛、灼热，下肢静脉曲张的部位能感受到硬结节或条索状物，有压痛。

（2）静脉周围炎：静脉附近发生红肿热痛，急性炎症减退后会留有硬结节或索条状物。

（3）浅静脉出血：患病较轻的患者皮肤上会有瘀点或瘀斑，严重的患者会出现出血（呈喷射样）。出血不容易自行止住，如果不及时处理，可能因出血过多而引起休克，经压迫可止血。这种出血可反复发作。这是由于血管壁严重变性，厚薄不一，静脉壁的承受能力低，加上静脉压力极度增高，最终导致曲张静脉破裂而自发出血。或轻微的损伤而导致静脉壁破裂出血。

（4）淤积性皮炎：临床表现为患侧小腿下三分之一处出现轻度水肿，附近皮肤表面伴有散在色素沉着斑。继而发生湿疹样表现。慢性患者则呈苔藓样变、皮肤干燥、肥厚。

（5）湿疹性皮炎：患者患侧小腿皮肤会出现渗液、瘙痒、皮疹等。病程漫长、容易复发，且有渗出倾向。

（6）静脉性溃疡：俗称"老烂腿"，病变肢体皮肤因营养不良、抵抗力减弱加上轻微外伤出现破溃，脓水淋漓，溃疡经久不愈，创面面积逐渐扩大。

2. 什么是静脉性溃疡?

静脉性溃疡多发生于小腿中下部,而且以病变发生在小腿内侧更常见。继发于下肢静脉疾病的晚期并发症。经常伴有周围组织肿胀,色素沉着等。首先瘙痒然后疼痛、溃烂,快速发展为溃疡。溃疡的面积有大有小,创面呈暗红色或发白,表面可能附着脓苔,颜色是黄绿色。化脓时味道难闻。久病患者溃疡边缘较厚,周围皮肤颜色黯黑,伴有弥漫性肿大、湿疹等。溃疡愈合后容易复发,严重者甚至会癌变或面临截肢的风险(图6-4)。

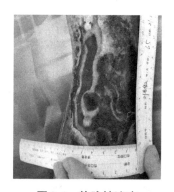

图6-4 静脉性溃疡

五、静脉曲张的诊断

1. 下肢静脉曲张要做哪些检查来明确诊断?

本病根据临床表现即可做出诊断,但是需要通过必要的检查,以明确下肢深浅静脉和穿通静脉的情况,才能针对病因及病情进行进一步的治疗。

原发性下肢静脉曲张在临床诊断时应根据患者的病史、临床表现、体格检查及辅助检查等,结合家族史,进行综合分析,即可做出明确诊断,但应了解深静脉情况。根据临床实践总结诊断标准如下。

（1）工作或生活中有长期站立、长期伏案的习惯，以及能够导致腹压增高的病史（妊娠、盆腔肿瘤史、慢性支气管炎及习惯性便秘等），多数患者具有下肢静脉曲张的家族病史。

（2）患者下肢静脉明显迂曲扩张，站立时更为明显；常伴有血栓性浅静脉炎，至晚期可发生足靴区皮肤色素沉着、纤维化、溃疡等。

（3）深静脉通畅试验：显示深静脉通畅。

（4）超声多普勒检查：显示大隐静脉瓣膜功能不全。

（5）静脉造影显示：大隐静脉迂曲扩张、瓣膜功能不全。

（6）排除其他静脉性疾病。

2. 下肢静脉曲张患者是否都要做造影?

单纯诊断静脉曲张可以不做静脉造影。大部分下肢静脉曲张患者可通过询问病史、临床症状做出初步诊断。而静脉造影虽然是血管检查的金标准，但毕竟这是一种有创伤的检查方法，并且目前随着技术的发展，彩色超声多普勒技术已经广泛用于检查血管，可以对下肢静脉曲张的诊断和鉴别诊断提供了客观、准确的依据。但是，当其他检查手段不能够为静脉曲张鉴别诊断提供依据或者进行深静脉瓣膜修复手术时，仍需要做静脉造影术。

六、下肢静脉曲张的治疗

1. 静脉曲张的治疗手段有哪些?

（1）手术治疗：外科治疗是纠正静脉反流状态，促进疾病愈合的关键。静脉曲张明显，已出现肢体酸痛、沉胀感等症状严重；出现血栓性浅静脉炎，血栓迅速蔓延、出现静脉曲张的并发症、突发血管破裂出血需要进行手术治疗。主要包括传统手术；隐静脉高位结扎术、隐静脉抽剥术、隐-股静脉瓣膜成形术、CHIVA术、腔内热消融治疗、射频治疗、激光治疗、微波治疗、透光静脉旋切术（Trivex）等手术技术。

（2）保守治疗

1）药物：七叶皂苷类、黄酮类：主要成分为地奥司明、香豆素类等。静脉活性药物可以改善静脉功能，减轻水肿、沉胀等不适，延缓疾病发展，早期应用，规律应用，效果较好。

2）压力治疗：应用合适尺寸的弹力袜弹力外支持疗法是指患肢穿弹力袜或用弹力绷带，使曲张静脉处于萎缩、瘪塌的状态。弹力袜的压力应远侧高而近侧低，以促进血液回流。

3）中医药治法：分为内治与外治。①内治疗法：是根据患者的临床表现、病因病机，制定出与该病相对应的、利用口服药物治疗的一种治疗法。中医治疗下肢静脉曲张的口服药物可通过辨证论治，可服用中草药汤剂，也可以服用中成药治疗。②外治疗法：常用的外治疗法有中药塌渍、中药外敷及涂擦疗法。根据患者的全身状况，是否伴有并发症可采用不同的方剂进行中药塌渍。中药膏剂或油纱外敷多用于出现并发症时，可以起到活血消肿抗炎、促进创面愈合的作用。涂擦疗法是用药膏或药液涂擦患处，达到消炎止痛等治疗目的。中药塌渍疗法是应用中药煎汤，乘热熏洗、浸浴患肢，以促进，患肢侧支循环建立，改善肢体血液循环，消除下肢静脉淤血状态，并具有消除炎症，减轻疼痛，清洁伤口，起到促进创面愈合的作用。

2. 手术治疗和保守治疗哪种方法更好？

二者没有好坏之分，应考虑具体患者的情况，综合选择。手术技术纯熟、应用广泛，疗效确切，通过手术的干预可以去除浅表曲张的静脉，达到"一劳永逸"的效果，帮助年轻、爱美的女性恢复病变肢体的外观。

但是，手术疗法对人体具有不可避免的损伤，且具有局限性。90%的下肢静脉血液回流是由下肢深静脉回流完成，浅静脉仅承担不到10%的回流任务。继发性静脉曲张的患者是由于深静脉功能不全，导致浅表静脉代偿性扩张，若切除浅静脉，则会加重了下肢深静脉的回流负担。因此若深静脉功能异常，患者往往会发生术后肿胀、沉胀感等症状加重，而且静脉曲张手术也不能完全去除曲张静脉。

　　保守治疗适用于下肢静脉曲张程度较轻、身体状况较差不能耐受手术的患者。中西医结合包括内治与外治，用药组方灵活，可以根据患者临床表现实现个体化治疗，能够明显延缓疾病的进展，减轻症状。但患者往往需要与之共存，需要患者较高的依从性，能够配合、坚持长时间的治疗。

3. 什么是微创手术？

　　微创手术是指在保证最佳的诊断、治疗效果的基础上，应用先进技术达到最少的损伤、最轻微的应激反应。相较于传统的治疗方式，微创疗法具有出血少、术后症状轻、病程短、瘢痕小或无瘢痕等优势。目前，在临床中应用较为广泛。

　　目前临床上针对静脉曲张的微创手术包括曲张静脉腔内激光治疗、电凝治疗、射频治疗和微创刨吸术等。以上治疗方式清除曲张的静脉较彻底。腔内激光治疗、电凝治疗和射频治疗等方法是在微创穿刺下进行手术，其原理是破坏静脉内壁，使其纤维化从而达到静脉闭塞、曲张静脉团块消失的目的。微创刨吸术是采用微小的皮肤切口（约3mm），在皮下置入灌注照明棒和旋切刨刀头，在近似直视的条件下，针对曲张浅静脉进行微创剥离手术，然后通过吸管吸出，彻底清除所有曲张静脉和浅静脉血栓。此类手术创伤小，绝大多数患者均可采用。

4. 微创手术与传统手术哪个风险更大？

　　手术风险取决于患者基础身体状况及手术治疗的方案。微创手术和传统手术一样，需要术者有很好的手术经验和技能。如果在这些方面没有问题的话，微创手术将与传统手术一样，风险较低。但在正常情况下，由于微创手术本身在操作过程中对患者组织损伤较小，微创手术的风险应该比传统手术风险更小。

5. 哪些下肢静脉曲张患者不适合手术治疗?

手术治疗应慎重选择,若出现以下情况通常不建议手术,具体情况以患者具体情况为准。

(1)病变范围小、程度轻的下肢静脉曲张患者。

(2)妊娠期妇女。

(3)全身情况差无法耐受手术者,如急性传染病、活动性肝炎、进行性肺结核、控制不佳的糖尿病、重症心脏病或肾病等。

(4)已接受静脉曲张手术,局限性残留静脉曲张的患者。

(5)并发下肢深静脉血栓形成阻塞不通畅的患者。

(6)局部疾病,如动脉循环障碍、深部静脉阻塞、骨盆内或腹腔内肿瘤、急性静脉炎以及小腿溃疡并发蜂窝织炎等,具体情况应以临床为主。

6. 下肢静脉曲张手术有危险吗?

凡是手术治疗均具有一定程度的危险性,尽管下肢静脉曲张手术风险较小,但也有可能出现手术相关的损伤。在手术麻醉过程中,存在一定的麻醉风险,手术中也可能发生突发的意外情况(如突发心脑血管疾病)。术中与术后也存在神经损伤的风险。术后,部分患者的手术伤口还可能发生渗血、感染。

7. 下肢静脉曲张采取什么体位好?

下肢静脉曲张患者下肢浅静脉瓣膜功能不全,血液倒流,因此应避免长时间站立,适当休息并抬高患肢,夜间睡觉时应将患肢抬高,以促进患肢血液回流。垫高患肢时,患者应注意将其垫于腘窝之下,防止韧带长时间拉伸损伤。如果患者没有心脑血管及呼吸系统疾病,下肢可以抬高30cm,腘窝部垫以棉被、毛毯等物品,以保证肢体舒适,可以促进血液向心回流,改善肢体肿胀。

8. 什么时候需要穿弹力袜或缚扎弹力绷带？

弹力袜可以自下而上形成循序递减的压力，可有效地缓解病情，有较好的治疗效果。

患者晨起后，应当穿弹力袜或绑扎弹力绷带，在弹力袜或绷带的支持下进行适当的日常活动。在休息平卧位时，患者可脱下弹力袜或松解弹力绷带。但对于合并有肢体动脉缺血性疾病的或患肢有破溃的患者，需等到病情稳定后，在医生的指导下再穿着弹力袜。

9. 为什么做完手术患肢还疼痛呢？

下肢静脉曲张所致的疼痛一般是因静脉压力高，患肢胀痛，或因局部感染引起炎症性疼痛，一般在手术后患肢不会再疼痛。手术后，患肢切口通常愈合良好，患肢也不会肿胀，正常情况下患肢不应该出现疼痛。因此，当手术后，患肢如仍感觉疼痛，应考虑是否伴有其他疾病。

10. 下肢静脉曲张做完手术后小腿麻木会不会消失？

在手术过程中，可能会损伤伴随静脉血管的小神经及皮神经，所以患者在术后短时间内会感到小腿局部麻木。但经过一段时期的修复，这种麻木感一般会在术后1～3个月消失。

11. 下肢静脉曲张为什么做完手术后切口周围皮肤麻木变硬呢？

下肢静脉曲张术后，部分患者会感到切口周围皮肤麻木变硬，这是因为切口愈合后形成了瘢痕组织，瘢痕处会影响患处的局部感觉。

12. 下肢静脉曲张为什么做完手术后有时皮肤起水泡？

（1）部分患者由于胶布过敏，会在胶布黏贴处起水疱；

（2）由于术中的激光或电凝的烧灼等原因在施术区出现水疱。

13. 下肢静脉曲张做完手术后为什么腰痛呢？

椎管内麻醉的患者术后偶尔会出现腰背部痛。手术卧姿不当也可能导致腰背部疼痛的发生，但这种疼痛一般在很短的时间内，就会缓解或消失。

14. 下肢静脉曲张手术后活动好还是休息好？

下肢静脉曲张手术后，应避免久站、久坐和受凉，患者进行一般的轻型活动都没问题。并且应鼓励患做适当的活动，恰当活动不但有利于恢复，也可以避免深静脉血栓的形成。

15. 术前身体状况准备有哪些？

（1）糖尿病：血糖稳定可进行静脉曲张手术治疗。血糖控制不佳则会影响切口的愈合。

（2）下肢缺血性疾病：此类患者需要全面评价血管情况，选择手术治疗需要特别慎重，若患者肢体缺血症状轻微，病情稳定，可考虑手术。否则缺口会因为血供不佳而难以愈合，甚至出现坏死。

（3）下肢深静脉血栓形成：处于急性期时，深静脉因血栓阻塞影响静脉血液回流，此时浅表静脉可以代偿部分血液回流，此时如果去除浅静脉，则会加重病情；同时手术中与术后可能因挤压患肢而致血栓脱落，导致肺栓塞。如果下肢深静脉血栓形成已经处于后遗症阶段，则可以考虑手术治疗。

（4）湿疹性皮炎：如果患肢皮肤伴有大面积的糜烂、渗出，则首先采用保守治疗，待皮炎好转后再考虑手术。

（5）淤积性皮炎：若患肢皮炎的范围较大、炎症较重，需要进行一段时间治疗，控制局部炎症，改善血运，之后再考虑进行手术。

（6）高血压：轻度的高血压或者血压控制较好者，可考虑手术治疗。但是如果患者是顽固性高血压，甚至出现高血压危象者，则应谨慎选择手术治疗。

（7）心脏病：下肢静脉曲张患者合并心脏病时，应视心脏病的具体情况而定。若患者为一般的心脏病且病情稳定者，则可考虑手术治疗。如果患者有心肌梗死、严重心功能不全或风湿性心脏病等严重类型的心脏疾病，则属于手术的禁忌证，不应考虑手术治疗。

（8）淋巴水肿：如果是轻度淋巴水肿，经治疗体肿胀后可基本消失，则可以进行手术，但仍然会增加术后切口不愈合的风险；若患者为中重度淋巴水肿，应慎重选择手术。

16. 中医古籍中对臁疮预后有何认识？

《外科大成》提出，"生于外臁者，由三阳经湿热，易治；生于内臁者，由三阴经虚热，难瘥"。即发于小腿外侧的臁疮预后较好，而发于内侧者预后差。

17. 下肢静脉曲张最佳的治疗时机是什么时候？

下肢静脉曲张属于发展性疾病，往往可以引起诸多并发症，严重者甚至危及生命，需要早期干预。早期病情较轻，经过口服地奥司明片、柑橘黄酮、迈之灵等药物，配合压力抗栓袜即可明显延缓病程，减轻症状。早期治疗费用低、效果好。但在临床上，部分患者可能由于对本病的认识不充分，因此延误治疗而失去了最佳治疗时机，十分可惜。

七、下肢静脉曲张并发症的治疗

1. 下肢静脉曲张患者并发血栓性浅静脉炎怎么办？

下肢静脉曲张的患者并发血栓性浅静脉炎时不要恐慌，此时严禁热敷和熏洗，不当的处置会加重病情。经过保守治疗后，病情基本稳定。遗留硬索条状物影响到了美观或者肢体功能者，可借助手术的方式去除静脉。

2. 下肢静脉曲张患者患了静脉性溃疡怎么办？

下肢静脉曲张患者若并发静脉性溃疡，应根据局部情况，进行对症治疗，及时合理地换药。目前，针对静脉性溃疡的治疗较成熟，疗效较好，规律、科学地治疗可帮助患者痊愈。不可自行处理溃疡面，会加重病情。

在治疗过程中，需要避免过度活动或做重体力劳动，要多卧床休息，患肢要抬高，促进下肢静脉的回流，减轻症状，溃疡面积较大时，及时清创换药。同时应给予清淡、易消化的饮食。忌食辛辣刺激性之品，禁食鱼、虾、贝壳类海产品、羊肉等，禁饮酒。同时，提示下肢静脉曲张的患者要戒烟，以免加重疾病。

3. 下肢静脉曲张并发湿疹性皮炎怎么办？

下肢静脉曲张并发湿疹性皮炎时，避免肥皂、沐浴液冲洗患肢，及时就医。可采用中药内服，中药熏洗以改善肢体血运。如果没有皮肤溃破，则可应用外敷、涂擦疗法，起到消炎止痛的作用；如果溃破应及时换药包扎，避免感染加重。若病情严重，应及时到医院就诊，在医生的指导下进行治疗。

4. 下肢静脉曲张并发淋巴水肿怎么办?

下肢静脉曲张患者当并发下肢淋巴水肿时,应该及时就诊,进行恰当治疗。治疗过程中应注意卫生、保护皮肤,同时应在医生的指导下锻炼,一般可每天3次,坚持练习,直到患肢能自如地完成日常生活的各种动作,练习时若感觉到累,可休息一下,但要继续尝试锻炼;此外,可采用循序压力治疗仪可预防或缓解淋巴水肿;每天进行向心性按摩,将患肢淋巴液顺流推向邻近的正常淋巴系统,也能在很大程度上缓解淋巴水肿。对于中、重度水肿的患者,淋巴水肿的缓解治疗需要持续进行。

5. 下肢静脉曲张合并糖尿病怎么办?

下肢静脉曲张的患者容易发生淤积性皮炎、湿疹性皮炎和溃疡。而糖尿病会加速这些并发症发生或者当已经发生这些并发症时,糖尿病会影响这些并发症的康复。合并糖尿病的患者要经常监测血糖,严格糖尿病饮食,控制血糖。

6. 下肢静脉曲张的肢体发生出血怎么办?

下肢静脉曲张患者,由于曲张的静脉管壁变薄,所以很容易发生出血。发生出血后应及时压迫止血,将下肢抬高,但若为大的血管破裂,出血量较大,应迅速到正规医院进行抢救治疗。

7. 怎样知道小腿静脉性溃疡是否恶变了?

若小腿静脉性溃疡经久不愈,且溃疡表现为疮口呈火山状,边缘卷起,形态不规则、质硬,创面呈浅灰白色,溃疡面易出血,此时应考虑溃疡恶变的可能。此类患者需要及时就医,必要时进行溃疡面活体组织切片病理检查。

八、静脉曲张的预防与调护

1. 下肢静脉曲张患者在日常生活中要注意什么？

下肢静脉曲张的日常调护十分重要，决定了疾病的进展速度。本病无法痊愈，需要长时间地进行日常护理。

（1）不可久站或久坐：长时间坐位不但会损伤下肢静脉血管，同时也会引起脊柱疾病，每隔一小时应活动肢体。

（2）需要穿着带有治疗作用的弹力袜：医用弹力袜的压力具有循序渐进的特点，且弹力袜具有治疗作用，应坚持穿着，患者可在睡觉前脱掉弹力袜。

（3）适时垫高下肢。

（4）尽量少穿高跟鞋：高跟鞋会导致腓肠肌挤压静脉血管，促进血液回流的功能降低，长时间穿不利于疾病的治疗，因此患者应避免穿高跟鞋。

（5）饮食：下肢静脉曲张患者在饮食方面，应多吃高纤维、低脂饮食，饮食应清淡，忌食辛辣、油腻以及腥味。合理的饮食可以帮助控制体重，避免便秘。

（6）多做强度小的运动：散步、慢跑、骑自行车、游泳是增强肌肉、减少脂肪较好运动方法。赤足或穿拖鞋行走，可以改善足部血液循环。或平卧于床上，抬高患肢30°～45°维持1～2分钟，或直抬腿向上、向下运动数分钟，每日练习2～3次，以助下肢静脉血液回流加快。

（7）保护肢体：注意保护患肢，避免外伤、蚊虫叮咬，避免皮肤破损引起外伤感染。不可以热敷，会导致下肢动脉扩张，会加重病情，使静脉血管更加凸出扩张。

2. 通过加强锻炼能缓解下肢静脉曲张吗？

通常一些适当的、合理的锻炼可以加强下肢肌肉、促进静脉回流，减轻下肢静脉曲张的程度。通过坚持运动，注意日常生活习惯和良好的自我保护，再加上合理饮食，能够对下肢静脉曲张具有较好的预防及缓解作用。

（1）散步、慢跑、骑自行车、游泳都是增强肌肉、减少脂肪和培养耐力的好办法，已有下肢静脉曲张的人群也能从运动中受益。最好、最简便的办法是每日坚持快步走，每日4次，每次15分钟。在体育锻炼时，一定要穿着有海绵垫的运动鞋或旅游鞋。运动的时候一定要穿着弹力长袜。运动时也不可勉强，以微微出汗为宜。

（2）站立工作者在工间休息时，宜将鞋脱掉，双脚抬高，并转动足踝关节，上下勾脚。足部要高于心脏30cm以上，下班回到家中后，也应将双脚抬高15分钟，缓解血液对下肢的压力。

3. 下肢静脉曲张患者应该怎样进行体育锻炼呢？

（1）下肢静脉曲张的患者，因为静脉瓣膜有损坏，不合适进行某些体育锻炼，如举重、跳远、短跑、投掷等容易引起腹压增高的活动，患者均不应该参与。

（2）可以从事游泳、慢跑、自行车等运动，运动的时候最好穿着弹力袜。低冲击性的运动（如规则行走、游泳、脚踏车等）除了能改善血液循环外，还能降低发生新的静脉曲张的速率，但是要注意避免突然中断锻炼。

（3）各种呼吸练习也有助于调节胸腹腔的压力，所以在运动中应注意调节呼吸。

（4）运动后可抬高肢体或做向心性按摩，促进下肢静脉的血液回流。

（5）患者应进行正确的腿部运动，可在床上仰卧，做蹬自行车、抬腿、双腿屈伸等运动，能够增强腿部肌肉弹性，帮助血液回流，减缓静脉曲张的发展。

4. 弹力袜越紧越好吗？

不是。无论是治疗或预防下肢静脉曲张，弹力袜都不是越紧越好。压力过低达不到预防或治疗的目的，而压力过高不但会影响下肢动脉血液供应，也会使得使用者感到不适，降低依从性。因此，患者应在医生的指导下，量取尺寸，选择合适的弹力袜。

5. 用热水烫洗有助于下肢静脉曲张的缓解吗？

不会。多数患者存在误区，认为热水泡脚可以活血化瘀，能够改善症状，其实不然。不建议周围血管疾病泡热水脚，下肢静脉曲张患者也应避免自行采取热敷、红外线照射、高温泡脚等高温辅助治疗。原因主要是热敷会导致下肢动脉扩张，血流增加，加重静脉淤血，使静脉血管更加凸出和扩张。

6. 如何避免下肢静脉曲张患者患肢感染和溃疡的发生？

由于下肢静脉曲张患者患肢皮肤营养交换障碍，皮肤组织抵御能力降低，轻微外伤，即可发生静脉溃疡，且经久不愈。因此，应注意保护患肢，避免外伤、蚊虫叮咬，修剪趾甲要谨慎小心，避免皮肤破损引起外伤感染。部分患者下肢因血液淤积出现瘙痒脱屑，此时应避免抓挠，涂抹油膏，以减轻症状，防止损伤。另外，也要注意基础疾病的顾护，休息时应抬高患肢高于心脏20～30cm，以促进血液回流。养成使用弹力绷带的习惯，起床时缠绑，平卧时解除，可以减轻静脉高压，控制足靴区皮肤和皮下组织的营养性改变，预防溃疡的形成。

7. 下肢静脉曲张的预后怎样？

本病预后与患者静脉曲张的病因、治疗时机相关。单纯的下肢静脉曲张经过正确的治疗，一般预后良好，但对于伴有下肢深静脉瓣膜功能不全的患者，或者并发严重血栓性浅静脉炎、静脉溃疡、下肢深静脉血栓形成等并发症的患者，通常预后较差。如患者未及时进行系统性的治疗，有可能形成"老烂腿"。

8. 什么是下肢静脉曲张的三级预防？

针对不同时期的患者，预防的重点不尽相同，临床上应有针对性地进行预防。

（1）一级预防：针对高危人群的预防方法。从事长期站立工作的职工在工作时，要使用弹力袜或弹力绷带，在工作间隙组织坚持做工间操等。

（2）二级预防：此时期的重点是做到早发现、早治疗。轻度下肢静脉曲张的患者，要应用弹力绷带或穿弹力袜，抬高患肢。对有症状而无禁忌证的患者，可采取大隐静脉高位结扎并切断所有属支，抽剥大隐静脉主干及分支，结扎切断关闭不全的交通支静脉、局部切除纡曲的静脉团。小隐静脉曲张者，应同时做小隐静脉干及分支剥脱。硬化剂注射压迫疗法适用于术后残留曲张静脉的辅助治疗。

（3）三级预防：此时期主要的目标是预防疾病进一步加重，出现严重的并发症。

1）溃疡：是下肢静脉曲张最常见的并发症，它不仅给患者带来身体痛苦和生活的不便，而且经久不愈的溃疡还会导致恶变，因此应及时治疗。静脉性溃疡应积极治疗原发病、注意卧床休息，抬高患肢，加强营养；局部合理的换药；较大的溃疡，经久不愈者可局部植皮。

2）急性出血：多由于轻微外伤导致静脉破裂出血，出血量大而难以自行停止，所以必须及时处理。出血时，抬高患肢、加压包扎，必要时可缝合出血静脉。

9. 下肢静脉曲张手术后如何护理？

（1）体位护理：术后给予去枕平卧位6小时，在患肢膝下垫枕头，将患肢抬高20～30cm，有利于静脉回流，减轻患肢肿胀并预防深静脉血栓形成。同时应针对踝关节进行适度的被动活动，每次5分钟，每小时1次，直到患者可以下地活动。术后可根据患者症状，谨遵医嘱，尽早下地活动，不但减轻患肢的术后水肿，还可促进患肢的血流重建，但是活动时应注意适度，防止伤口迸裂。卧床休息时，应继续用枕头将小腿抬高，随后每日逐渐增加行走练习的次数、时间和行走距离。

（2）出血的观察与护理：手术术后要用纱布、棉垫包裹，然后以弹力绷带从腹股沟至足背部全部加压包扎，故术后要密切观察，包括切口敷料及电凝孔处有无血性渗出，患肢趾甲的血运情况，皮肤有无磨损以及下肢有无麻木。若出现敷料渗血，不要惊慌，应卧床并抬高患肢，及时通知医生更换敷料及弹力绷带加压包扎，以促进伤口的愈合及下肢水肿的消退。如患肢趾甲血液循环差，露出的足趾发凉、麻木青紫，则应请医生调整弹力绷带松紧度，改善血液循环。

（3）疼痛护理：术后加用弹力绷带，部分患者因弹力绷带加压包扎过紧而导致下肢缺血性疼痛，或手术伤口疼痛剧烈，此时应及时通知医生，遵医嘱使用止痛药或其他治疗。

（4）并发症的观察与护理：术后若感觉创面周围皮肤麻木或局部有触觉缺失，及时通知医师处理；术后密切观察患肢，如局部肤色较深、轻微疼痛，在触诊时多可发现质地较硬的条索，此症状为电凝或激光治疗后的曲张静脉，一般不需特殊处理，经过组织本身的吸收即可自愈。

10. 下肢静脉曲张合并静脉性溃疡应如何护理？

静脉性溃疡病程常、易反复发作，需要患者引起足够的重视。

（1）嘱患者避免过度活动或做重体力劳动，多卧床休息，抬高患肢20～30cm，促进下肢静脉回流，减轻患肢症状。

（2）注意保持患肢皮肤清洁卫生，避免使用刺激性较强的碱性肥皂或沐浴液洗澡，以免加重病情。

（3）下床活动或外出时，穿弹力袜或使用弹力绷带，减轻患肢症状，避免外伤损伤皮肤，伤及血管。

（4）修剪指（趾）甲，避免抓破皮肤。

（5）小溃疡可在医生的指导下，使用生理盐水或庆大霉素盐水湿敷，每天2～3次。

（6）溃疡面积较大时，宜入院接受彻底清创，每日给予换药，按医嘱使用抗生素，并观察其疗效。

11. 下肢静脉曲张合并湿疹性皮炎应如何护理？

（1）避免受外界刺激：需要留意周围的冷热温度及湿度的变化。尤其要避免患处皮肤直接暴露在冷风或强烈日晒下。患者夏天运动流汗后，应仔细擦干汗水，保持皮肤干爽；秋冬季节干燥时，应涂抹防过敏的非油性润肤霜，或应用不含激素的药物油膏。除注意天气变化对皮肤的影响外，注意不要贴身穿容易刺激皮肤材质的衣服，如羊毛、丝质、尼龙等。

（2）剪短指甲：若患肢瘙痒，要经常剪短指甲，减少抓伤皮肤的机会。同时注意手部清洁，减少皮肤感染的机会。

（3）饮食忌口：必须在医生或营养师的建议下进行忌口。一般情况应注意少吃动物蛋白质，如牛奶、蛋。但临床上，部分患者自行禁食了某类食品，导致人体得不到应有的营养，不但没有达到治疗的目的，反而影响了疾病的恢复。

（4）保持皮肤清洁干爽：洗澡的时候，宜用温水和不含碱性的沐浴剂来清洁身体，要特别注意清洗皮肤的褶皱间隙。洗澡时，沐浴剂必须冲净。必要时，建议患处不要接触水及香皂、沐浴液等。

12. 下肢静脉曲张合并淋巴水肿应如何护理？

（1）保护肢体：感染会使肢体积聚淋巴液，导致水肿。预防的方法是注意卫生、保护皮肤。避免外伤（如烧伤、烫伤、尖锐的物品刺伤、宠物抓伤），还应尽量避免在患肢静脉注射或针灸。

（2）功能锻炼：按合理的方法锻炼，一般每天3次，坚持练习，直到患肢能自如地完成日常生活的各种动作。运动强度以适度为宜，但需要坚持进行。

（3）循序压力治疗仪：循序压力治疗仪可预防或缓解淋巴水肿，通过对肿胀部位施加一个自远端至近心端渐强压力，可以避免体液积聚，帮助肌肉泵运行体液。目前家用治疗仪应用较为广泛，但需要注意其禁忌证，应用时需要咨询专科医师。

（4）按摩：每天进行向心性按摩，将患肢淋巴液顺流推向邻近的正常淋巴系统，也能在很大程度上缓解淋巴水肿。对于中、重度水肿，淋巴水肿的缓解需要持续进行。

13. 下肢静脉曲张合并糖尿病应如何护理？

糖尿病等基础疾病会延缓疾病的痊愈，增加局部皮肤感染与破损的概率，需要加以注意。

（1）生活有规律：身体情况许可的话，可进行适当的运动，以促进糖类的利用，减少胰岛素的需要量。

（2）注意个人卫生：糖尿病患者常因脱水和抵抗力下降，皮肤容易干燥发痒，更容易合并皮肤感染，应定时给予擦身或沐浴，以保持皮肤清洁。此外，应避免穿着过紧的袜子、过硬的鞋子，否则容易发生坏疽或皮肤破损而导致感染。

（3）饮食护理：患者应明确饮食控制的重要性，从而自觉做到遵守饮食规定；应严格定时进食，使用胰岛素治疗的患者应尤其注意；检查每次进餐情况，如有剩余，必须计算实际进食量，供医师进行治疗参考；此外还应控制摄入的总热量，当患者出现饥饿感时，可增加蔬菜及豆制品等副食；有计划地更换食品，以免患者感到饮食单调乏味。

（4）慎重选择辅助疗法：糖尿病患者皮肤屏障薄弱且感觉迟钝因此，应慎重选择辅助疗法，防止在使用机械辅助疗法时不慎损伤机体，还要注意观察皮肤表面有无异常变化。

（5）注意防范低血糖反应：低血糖可使患者表现出疲乏、强烈的饥饿感，甚至昏迷，严重者可危及生命。

14. 下肢静脉曲张合并脉管炎应如何护理

（1）合并有脉管炎的静脉曲张患者往往伴有下肢缺血症状，此时应当慎用弹力袜等外支持疗法。如果必须使用，绑扎弹力绷带时不宜过紧，或选择相对宽松的弹力袜。

（2）对患者进行心理辅导及健康教育，消除患者的思想顾虑，增加治疗信心。严禁吸烟，吸烟与此病关系十分密切。

（3）保护好患者的肢体，避免外伤、潮湿及寒冷，保持肢体干燥，注意保暖，不能热敷、泡脚，也不必持续抬高患肢。

（4）指导和帮助患者做下肢运动锻炼。让患者平卧，先抬高患肢45°以上，维持1～2分钟，再在床边下垂2～3分钟后放平2分钟，并做足部伸、展、屈、旋转运动，每天反复锻炼数次，锻炼时应注意适度。

15. 下肢静脉曲张合并血栓性浅静脉炎应如何护理?

下肢静脉曲张会引起静脉壁出现严重的畸形与细胞的变性，静脉血液瘀滞，故常并发血栓性浅静脉炎。表现为下肢曲张的静脉出现红肿、灼热、疼痛，沿曲张的静脉可触及硬结节或索条状物，有触痛。这时需注意及时就医，接受溶栓、抗炎的治疗。治疗过程中，患者需要卧床休息，患肢抬高20～30cm，局部给予解毒洗药熏洗，每日一次，洗后外涂马黄酊，每日4～5次，以达到清热解毒、消炎止痛的作用。也可用大青膏外敷患处，每日换药一次。

16. 自我检查时应观察的内容有哪些?

对于下肢静脉曲张患者，在自我检查时一般应从以下几方面进行检查。平卧位、站立位、平卧时曲张静脉的形态及分布的改变。

（1）患肢是否肿胀，是否呈凹陷性水肿（示指按压肿胀肌肤后出现凹陷）。

（2）一段时间后缓慢恢复；肿胀最先出现的位置、两侧是否对称；肿胀症状是否轻重变化。

（3）皮肤颜色、温度的改变；病变皮肤是否有色素沉着、红肿；温度是否升高或降低。

（4）是否有静脉性溃疡的存在；溃疡的大小、位置、数量、形态、色泽、深浅、分泌物及疮周的情况。

（5）是否有沿浅静脉的硬索条状物或结节，是否有触痛。

（6）是否有皮肤的营养状态变化（如皮肤变薄、脱屑、萎缩、抓痕、色素沉着、糜烂、苔藓样变等）。

17. 如何锻炼下肢以预防下肢静脉曲张？

（1）坐姿锻炼法：坐在椅子上，挺直腰背，双脚前掌放于椅前地上高约15cm的平整硬物上。先吸气，抬双脚脚跟，尽量向上抬高；再慢慢呼气，脚下压，直到小腿有明显拉伸的感觉；之后再抬起脚跟，如此反复，15次一组，每次做2组。

（2）站姿锻炼法：患者直立，小腿收紧，做踮脚运动。15次一组，每次做2组。操作时应注意主要抓扶或倚靠固定的物体，避免摔倒。

（3）仰卧锻炼法：患者采取仰卧位，双脚向前勾，感受到小腿肌肉绷紧后，停顿并保持这一姿势，直至肌肉颤抖发酸；随后双脚足背下压，停顿并保持这一姿势。15次一组，每次做2组。

以上这些动作均可促进下肢血液循环，预防静脉曲张。患者每天可做3～5次，保持小腿有轻微酸痛感最好。长期坚持，效果更佳。

（夏联恒）